わかりやすい 薬物動態計算問題の解き方

- ■監修 **丸山 一雄** 帝京大学薬学部 教授
- ■編集 **中瀬 朋夏** 武庫川女子大学薬学部 教授

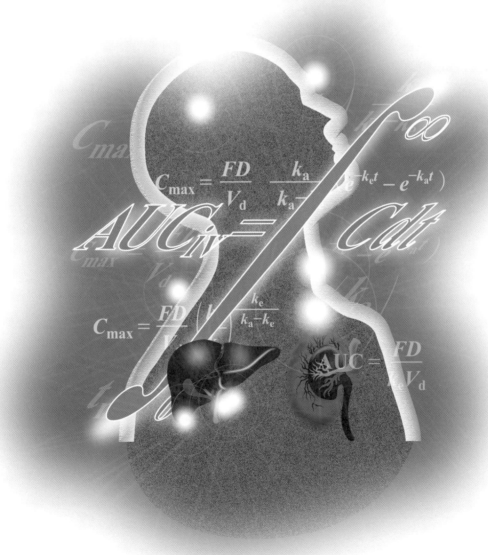

Neo Medical

わかりやすい薬物動態計算問題の解き方

編者のことば

　薬物動態学には数多くの数式が出てきて薬学生諸君には苦手と思う分野であるが、本書には、重要公式とその説明を記載しました。そして、重要公式を中心に、例題を取り上げ丁寧に詳しい解説を行っています。例題により、公式を使いこなして理解を深めていただく配慮をしています。

　本書は、薬学生が投与設計の専門家としての自信をつけてもらうための手引書を作りたいという気持ちから生まれました。私達は、薬物動態パラメータを用いて、投与設計をすることができます。必要な薬を、必要な時に必要な量だけ生体に与え、最大の効果を発揮するように出来るばかりでなく、最適な投与剤形すらも予想できるのです。殆どの場合、薬物動態学の式を一旦理解すれば、簡単で面白く、合理的な考え方から成り立っています。例えば、薬物の分布容積と至適血中濃度の積は、必要な投与すべき薬の一回量です。クリアランスと至適血中濃度の積は、維持投与量です。

　薬物動態学は、生体の中の薬の運命を予測するために発展してきました。薬学人にとって、生体内の薬の運命を予測することは、重要です。豊富な知識を持ち、薬物動態学を楽しみ、完成度の高い薬剤師としての礎となれば幸いです。

　最後に、教科書作りの機会を与えてくださったネオメデイカルの山田清臣さんに感謝します。

2019 年 3 月

丸山 一雄

「わかりやすい薬物動態計算問題の解き方」

①	線形1-コンパートメントモデルに従う薬物の静注後の血中濃度推移	2
②	全身クリアランス	8
③	消失半減期	15
④	分布容積	19
⑤	血中濃度時間曲線下面積	24
⑥	未変化体の尿中排泄量と消失速度定数	29
⑦	経口投与後の血中濃度推移と吸収速度定数	36
⑧	腎機能変化による薬物動態パラメータの計算	42
⑨	バイオアベイラビリティと初回通過効果	48
⑩	繰り返し急速静脈内投与と定常状態における平均血中濃度	55
⑪	繰り返し急速静脈内投与と維持投与速度	62
⑫	繰り返し経口投与と定常状態における平均血中濃度（経口投与時の定常状態の平均血中濃度を求める式）	66
⑬	点滴静注と定常状態における血中濃度	70
⑭	線形2-コンパートメントモデルに基づいた解析	74
⑮	非線形薬物の消失速度の計算	79
⑯	平均滞留時間と線形1-コンパートメントモデルとの対応	85
⑰	肝抽出率と肝クリアランス	93
⑱	肝および固有クリアランス	102
⑲	腎クリアランス	113
⑳	クレアチニンクリアランス（Cockcroft-Gaultの式）	119
㉑	薬物タンパク結合能の解析	124
㉒	総合練習問題	128

重要公式一覧

項　目	公　式	掲載ページ
1 線形1－コンパートメントモデルに従う薬物の静注後の血中濃度推移	体内からの薬物の消失速度 $$-\frac{dX}{dt}=k_e \cdot X$$ $-\dfrac{dX}{dt}$：消失速度 k_e：消失速度定数　　X：体内投与量	2
	静注後の血中薬物濃度の経時変化 自然対数 $$\ln C = \ln C_0 - k_e \cdot t$$ 常用対数 $$\log C = \log C_0 - \frac{k_e}{2.303} \cdot t$$ C：血中薬物濃度　　C_0：静脈内投与直後の血中薬物濃度 k_e：消失速度定数　　t：時間	
2 全身クリアランス	$$CL_\mathrm{tot} = \frac{D_\mathrm{iv}}{\mathrm{AUC}}$$ $$CL_\mathrm{tot} = \frac{F \cdot D_\mathrm{po}}{\mathrm{AUC}}$$ $$CL_\mathrm{tot} = k_\mathrm{e} \cdot V_\mathrm{d}$$ $$CL_\mathrm{tot} = CL_\mathrm{r} + CL_\mathrm{h}$$ CL_tot：全身クリアランス　　CL_r：腎クリアランス CL_h：肝クリアランス　　D_iv：静脈内投与量 D_po：経口投与量　　AUC：血中濃度時間曲線下面積 F：バイオアベイラビリティ　　k_e：消失速度定数　　V_d：分布容積	8
3 消失半減期	$$t_{1/2} = \frac{\ln 2}{k_\mathrm{e}} = \frac{0.693}{k_\mathrm{e}}$$ $t_{1/2}$：消失半減期　　k_e：消失速度定数	15
4 分布容積	$$V_\mathrm{d} = \frac{X_\mathrm{t}}{C_\mathrm{t}} \qquad V_\mathrm{d} = \frac{D_\mathrm{iv}}{C_0}$$ V_d：分布容積　　X_t：t時間後の体内薬物量 C_t：t時間後の血中濃度　　D_iv：静脈内投与量　　C_0：初濃度	19

項　目	公　式	掲載ページ
5 血中濃度時間曲線下面積	$$\mathrm{AUC_{iv}} = \frac{C_0}{k_e} = \frac{D_{iv}}{k_e \cdot V_d} = \frac{D_{iv}}{CL_{tot}}$$ $\mathrm{AUC_{iv}}$：静脈内投与時の血中濃度曲線下面積　　D_{iv}：静脈内投与量 C_0：初濃度　　k_e：消失速度定数　　V_d：分布容積 CL_{tot}：全身クリアランス	**24**
6 未変化体の尿中排泄量と消失速度定数	$$\frac{dX_u}{dt} = CL_r \times C$$ $$k_e = -\frac{\log_{10}\left(\frac{dX_u(t_2)}{dt}\right) - \log_{10}\left(\frac{dX_u(t_1)}{dt}\right)}{t_2 - t_1} \times 2.303$$ $$k_e = k_m + k_u$$ $\dfrac{dX_u}{dt}$：腎排泄速度　　CL_r：腎クリアランス　　C：血中濃度 k_e：消失速度定数　　k_m：代謝速度定数　　k_u：腎排泄速度定数 X_u：未変化体の尿中排泄量　　t：時間	**29**
7 経口投与後の血中濃度推移と吸収速度定数	$$C = \frac{F \cdot D_{po}}{V_d} \cdot \frac{k_a}{k_a - k_e}\left(e^{-k_e \cdot t} - e^{-k_a \cdot t}\right)$$ $$k_a > k_e \text{ のとき、} t_{1/2} = \frac{0.693}{k_e}$$ $$k_a < k_e \text{ のとき、} t_{1/2} = \frac{0.693}{k_a}$$ k_e：消失速度定数　　$t_{1/2}$：消失半減期　　C：血中薬物濃度 k_a：吸収速度定数　　F：バイオアベイラビリティ D_{po}：経口投与量	**36**
8 腎機能変化による薬物動態パラメータの計算	$$X_o = X_m + X_u$$ $$k_e = k_m + k_u$$ $$CL_{tot} = CL_h + CL_r$$ X_o：薬物の総排出量　　X_m：代謝物量　　X_u：未変化体薬物量 k_e：消失速度定数　　k_m：代謝速度定数　　k_u：排泄速度定数 CL_{tot}：全身クリアランス　　CL_h：肝クリアランス CL_r：腎クリアランス	**42**

項　　目	公　　式	掲載ページ
9 バイオアベイラビリティと初回通過効果	$$F = \cfrac{\dfrac{AUC_{po}}{D_{po}}}{\dfrac{AUC_{iv}}{D_{iv}}}$$ F：バイオアベイラビリティ　　AUC_{po}：経口投与後の AUC AUC_{iv}：静脈内投与後の AUC　　D_{po}：経口投与量 D_{iv}：静脈内投与量 $$F = F_a \cdot F_g \cdot F_h = F_a \cdot (1 - E_g) \cdot (1 - E_h)$$ F_a：消化管粘膜を透過した割合（消化管透過率） F_g：消化管壁での代謝をまぬがれた割合（小腸アベイラビリティ） F_h：肝臓での代謝をまぬがれた割合（肝アベイラビリティ） E_g：消化管壁で代謝された割合（小腸抽出率） E_h：肝臓で代謝された割合（肝抽出率）	48
10 繰り返し急速静脈内投与と定常状態における平均血中濃度	（繰り返し静脈内投与における血中濃度） $$C_0 = C_{ss,max} - C_{ss,min}$$ （蓄積率と定常状態における血中濃度） $$R = \frac{1}{1 - e^{-k_e \cdot \tau}}$$ $$C_{ss,max} = C_{1,max} \cdot R = C_0 \times R = \frac{D_{iv}}{V_d} \cdot \frac{1}{1 - e^{-k_e \cdot \tau}}$$ $$C_{ss,min} = C_{1,min} \cdot R = \frac{D_{iv}}{V_d} \cdot \frac{e^{-k_e \cdot \tau}}{1 - e^{-k_e \cdot \tau}}$$ $$C_{ss,mean} = \frac{D_{iv}}{\tau \cdot CL_{tot}}$$ C_0：初期血中濃度　　$C_{ss,max}$：定常状態最高血中濃度 $C_{ss,min}$：定常状態最低血中濃度　　R：蓄積率 $C_{1,max}$：1回目投与直後の初期濃度（C_0） $C_{1,min}$：2回目投与直前の濃度　　k_e：消失速度定数　　τ：投与間隔	55
11 繰り返し急速静脈内投与と維持投与速度	$$D_L = C_{ss,max} \cdot V_d = D_r \cdot R$$ $$\frac{D_r}{\tau} = C_{ss,mean} \cdot CL_{tot}$$ D_L：負荷投与量　　$C_{ss,max}$：定常状態最高血中濃度　　V_d：分布容積 D_r：維持投与量　　R：蓄積率　　τ：投与間隔 $C_{ss,mean}$：定常状態平均血中濃度　　CL_{tot}：全身クリアランス	62

重要公式一覧

項　目	公　式	掲載ページ
12 繰り返し経口投与と定常状態における平均血中濃度 （経口投与時の定常状態の平均血中濃度を求める式）	$$\overline{C_{ss}} = \frac{AUC}{\tau} = \frac{F \cdot D_{po}}{CL_{tot} \cdot \tau}$$ $\overline{C_{ss}}$：定常状態の平均血中濃度（μg／mL） AUC：1回経口投与後の血中濃度時間曲線下面積（μg・hr/mL） τ：投与間隔（hr）　F：バイオアベイラビリティ D_{po}：経口投与量（mg）　CL_{tot}：全身クリアランス（mL／hr）	**66**
13 点滴静注と定常状態における血中濃度	$$C_{ss} = \frac{k_0}{CL_{tot}}$$ C_{ss}：定常状態における血中濃度　　k_0：点滴速度 CL_{tot}：全身クリアランス	**70**
14 線形2-コンパートメントモデルに基づいた解析	$$C = A \cdot e^{-\alpha t} + B \cdot e^{-\beta t}$$ $$C_0 = A + B$$ C：血中薬物濃度　　A：α相の外挿線が濃度軸と交わる点 B：β相の外挿線が濃度軸と交わる点　　α：α相の傾き β：β相の傾き	**74**
15 非線形薬物の消失速度の計算	$$F \times D = \frac{V_{max} \cdot C}{K_m + C} \quad \cdots\cdots\cdots ①$$ F：バイオアベイラビリティ D：定常状態時の1日投与量(mg／day) C：定常状態時の血中濃度(μg／mL) V_{max}：最大消失速度(mg／day)　　K_m：Michaelis 定数(μg／mL)	**79**
16 平均滞留時間と線形1-コンパートメントモデルとの対応	$$MRT = \frac{AUMC}{AUC}$$ $$MRT_{iv} = \frac{1}{k_e}$$ $$MRT_{po} = \frac{1}{k_e} + \frac{1}{k_a}$$ $$MAT = MRT_{po} - MRT_{iv} = \frac{1}{k_a}$$ MRT：平均滞留時間　　MRT_{iv}：急速静脈内投与後の平均滞留時間 MRT_{po}：経口投与後の平均滞留時間　　MAT：平均吸収時間 AUC：血中濃度時間曲線下面積 AUMC：1次モーメント時間曲線下面積 k_e：消失速度定数　　k_a：吸収速度定数	**85**
17 肝抽出率と肝クリアランス	$$CL_h = \frac{Q(C_{in} - C_{out})}{C_{in}} = Q \cdot E_h$$ $$E_h = \frac{C_{in} - C_{out}}{C_{in}}$$ CL_h：肝クリアランス　　E_h：肝抽出率　　Q：肝血流速度 C_{in}：肝流入血液中薬物濃度　　C_{out}：肝流出血液中薬物濃度	**93**

ix

項　　目	公　　式	掲載ページ
18 肝および固有クリアランス	● Well-stirred model $$CL_h = \dfrac{Q \cdot f_p \cdot CL_{int,h}}{Q + f_p \cdot CL_{int,h}} = Q \cdot E_h$$ $$E_h = \dfrac{f_p \cdot CL_{int,h}}{Q + f_p \cdot CL_{int,h}}$$ CL_h：肝クリアランス　　Q：肝血流速度 $CL_{int,h}$：肝固有クリアランス　　f_p：非結合形薬物分率 E_h：肝抽出率	**102**
19 腎クリアランス	$$CL_r = \dfrac{V_r}{C}$$ $$= \dfrac{U \cdot V}{C}$$ CL_r：腎クリアランス　　V_r：尿中排泄速度　　C：血漿中薬物濃度 U：尿中薬物濃度　　V：単位時間当たりの尿量	**113**
20 クレアチニンクリアランス（Cockcroft-Gaultの式）	$$CL_{cr} = \dfrac{(140 - Y) \cdot BW \cdot S}{72 \cdot C_{cr}}$$ CL_{cr}：クレアチニンクリアランス　　Y：年齢　　BW：体重 S：補正係数（S：男性は1、女性は0.85） C_{cr}：血清クレアチニン濃度	**119**
21 薬物タンパク結合能の解析	$$K = \dfrac{[P - D]}{[P_f] \cdot [D_f]}$$ K：結合定数 $[P_f]$：薬物を結合していないタンパク質濃度 $[D_f]$：非結合形薬物濃度 $[P - D]$：結合形薬物濃度（＝薬物を結合したタンパク質濃度）	**124**

わかりやすい薬物動態計算問題の解き方
執筆者一覧

監修　丸山　一雄　　帝京大学薬学部薬物送達学研究室 教授

編集　中瀬　朋夏　　武庫川女子大学薬学部薬剤学研究室 教授

執筆　中瀬　朋夏　　武庫川女子大学薬学部薬剤学研究室 教授

　　　出口　芳春　　帝京大学薬学部薬物動態学研究室 教授

　　　鈴木　亮　　　帝京大学薬学部生物薬剤学研究室 准教授

　　　首藤　英樹　　福岡大学薬学部生物薬剤学研究室 准教授

　　　西村　友宏　　慶應義塾大学薬学部薬剤学講座 准教授

　　　森本　かおり　東北医科薬科大学薬学部薬物動態学教室 講師

　　　山田　治美　　国際医療福祉大学薬学部 教授

　　　黄倉　崇　　　帝京大学薬学部製剤学研究室 教授

　　　緒方　賢次　　九州保健福祉大学薬学部臨床薬学第二講座 准教授

　　　濱田　和真　　帝京平成大学薬学部薬物動態学ユニット 准教授

　　　古林　呂之　　神戸薬科大学製剤学研究室 准教授

（執筆順）

わかりやすい
薬物動態計算問題の
解き方

1 線形1-コンパートメントモデルに従う薬物の静注後の血中濃度推移

公式

体内からの薬物の消失速度

$$-\frac{dX}{dt} = k_e \cdot X$$

$-\dfrac{dX}{dt}$：消失速度　　k_e：消失速度定数　　X：体内投与量

静注後の血中薬物濃度の経時変化

自然対数　　　　　　　　　常用対数

$$\ln C = \ln C_0 - k_e \cdot t \qquad \log C = \log C_0 - \frac{k_e}{2.303} \cdot t$$

C：血中薬物濃度　　C_0：静脈内投与直後の血中薬物濃度　　k_e：消失速度定数　　t：時間

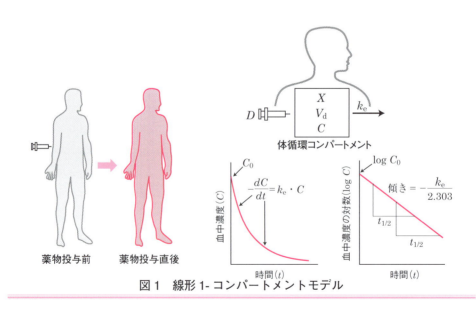

図1　線形1-コンパートメントモデル

　1-コンパートメントモデルでは、薬物を静脈内投与後、血液と臓器の間で速やかに分布平衡に達し、生体を1つの箱と見なして薬物の動きを解析する。その薬物の体内からの消失が1次速度式に従うとき、線形1-コンパートメントモデルに従うという（図1）。

線形1-コンパートメントモデルに従う薬物の静注後の血中濃度推移

このモデルにおいて、消失速度は

$$-\frac{dX}{dt} = k_e \cdot X$$

X：体内薬物量　　k_e：消失速度定数

と示すことができる。この微分方程式を解くと、体内薬物量推移あるいは血中濃度推移を表す指数関数式が得られる。

$$X = X_0 \cdot e^{-k_e \cdot t}$$

X_0：静脈内投与量

対数に変換すると、

$$\ln X = \ln X_0 - k_e \cdot t \qquad \log X = \log X_0 - \frac{k_e}{2.303} \cdot t$$

ln：自然対数($\log_e$)、log：常用対数($\log_{10}$)

X（体内薬物量）$= C$（血中薬物濃度）$\times V_d$（分布容積）であり、X と C は比例関係であるため、血中濃度の経時変化は次式で表される。

$$\ln C = \ln C_0 - k_e \cdot t \qquad \log C = \log C_0 - \frac{k_e}{2.303} \cdot t$$

C_0：初濃度（静脈内投与直後の血中薬物濃度）

例題

ある薬物 10 mg を静脈内注射後、経時的に血中濃度を測定し、片対数グラフにプロットしたとき次の図を得た。1-コンパートメントモデルで解析したときの消失速度定数 (hr^{-1}) を求めよ。必要ならば、log 1.7 = 0.230、log 5 = 0.699 として計算せよ。

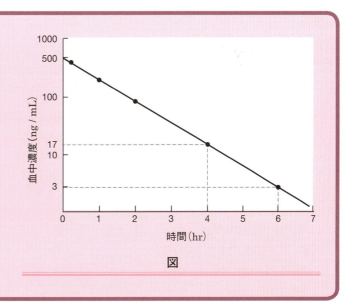

図

解説

図より、時間と薬物血中濃度の片対数グラフが直線である→1次反応式に従う。線形である。

文章より、1-コンパートメントモデルで解析するとのことから、この薬物の動態は血中薬物濃度 C、初濃度 C_0、消失速度定数 k_e、時間 t とすると、

$$\log C = \log C_0 - \frac{k_e}{2.303} \times t$$

で示される。

直線の傾きは $-\dfrac{k_e}{2.303}$ に相当するので、

$$傾き = -\frac{k_e}{2.303} = \frac{\log 17 - \log 500}{4 - 0} = \frac{\log(1.7 \times 10) - \log(5 \times 100)}{4}$$

$$= \frac{\log 1.7 + \log 10 - \log 5 - \log 100}{4} = \frac{\log 1.7 + 1 - \log 5 - 2}{4}$$

$$= \frac{0.230 + 1 - 0.699 - 2}{4} = -\frac{1.469}{4} = -\frac{k_e}{2.303}$$

よって、$k_e = \dfrac{1.469}{4} \times 2.303 = 0.845 \ (\mathrm{hr}^{-1})$

解答　0.845 hr^{-1}

練習問題 1

（第 100 回国試　問 275）

薬物 0.75 mg を急速静脈内投与するとき、7 日後の血中濃度に最も近い値はどれか。1つ選べ。ただし、この薬物の体内動態は線形 1-コンパートメントモデルに従うものとし、分布容積は 750 L、消失半減期は 42 時間とする。

1　0.25 μg/mL

2　0.125 μg/mL

3　0.0625 μg/mL

4　0.25 ng/mL

5　0.125 ng/mL

6　0.0625 ng/mL

1 線形1-コンパートメントモデルに従う薬物の静注後の血中濃度推移

解説

線形1-コンパートメントモデルに従う → 1次速度式に従う
つまり、下図のように、薬物の濃度に比例して消失していく。

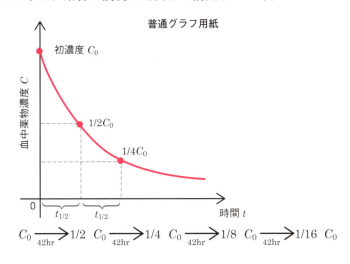

図2

7日間 = 24 hr × 7日間 = 168 hr = 42 hr × 4回 なので、

$\dfrac{1}{16} C_0$ が7日後の薬物血中濃度に相当する。

$$C_0 = \dfrac{0.75\,(\mathrm{mg})}{750\,(\mathrm{L})} = 0.001\,(\mathrm{mg/L}) = 1\,(\mu\mathrm{g/L}) = 1\,(\mathrm{ng/mL})$$

$$\dfrac{1}{16}C_0 = \dfrac{1}{16} \times 1\,(\mathrm{ng/mL}) = 0.0625\,(\mathrm{ng/mL})$$

解答 6

練習問題 2 （第97回国試　問271）

ある患者に、バンコマイシン塩酸塩 1 g を点滴静注して血清中濃度を測定したところ、投与終了 3 時間後に 28.3 μg/mL、11 時間後に 6.9 μg/mL であった。バンコマイシンの消失速度定数 (hr^{-1}) に最も近い値はどれか。1つ選べ。必要ならば、$\log 2 = 0.301$、$\log 3 = 0.477$ として計算せよ。

1　0.2　　　2　0.4　　　3　0.6　　　4　0.8　　　5　1.0

###

点滴投与時と終了後における薬物血中濃度推移は、薬物血中濃度を、点滴開始からの時間に対してプロットすると、図3のようになる。

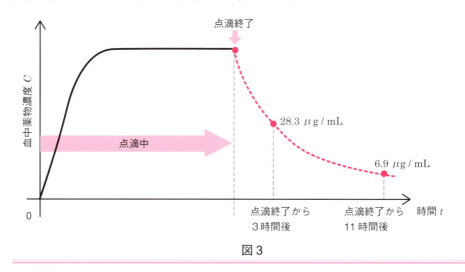

図3

点滴終了後、薬物血中濃度の推移は、赤い曲線で示す1次速度式に従うので、血中薬物濃度の対数値を点滴終了後からの時間に対してプロットすると直線が得られる（図4）。

1 線形1-コンパートメントモデルに従う薬物の静注後の血中濃度推移

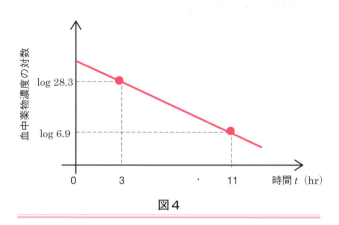

図4

直線の傾きは $-\dfrac{消失速度定数 k_e}{2.303}$ に相当するので、

$$傾き = -\frac{k_e}{2.303} = \frac{\log 6.9 - \log 28.3}{11-3} = \frac{\log \dfrac{6.9}{28.3}}{8} = \frac{\log 0.24}{8} = \frac{\log (24 \times 10^{-2})}{8}$$

$$= \frac{\log (2^3 \times 3) + \log 10^{-2}}{8} = \frac{(3 \times \log 2 + \log 3) - 2 \times \log 10}{8}$$

問題文中の $\log 2 = 0.301$、$\log 3 = 0.477$ より、($\log 10 = 1$)

$$傾き = \frac{(3 \times 0.301 + 0.477) - 2}{8} = -\frac{0.62}{8} = -0.0775$$

$$-\frac{k_e}{2.303} = -0.0775$$

$$k_e = -0.0775 \times (-2.303) = 0.178 \fallingdotseq 0.2 \ (\text{hr}^{-1})$$

解答 1

② 全身クリアランス

公 式

$$CL_{tot} = \frac{D_{iv}}{AUC}$$

$$CL_{tot} = \frac{F \cdot D_{po}}{AUC}$$

$$CL_{tot} = k_e \cdot V_d$$

$$CL_{tot} = CL_r + CL_h$$

CL_{tot}：全身クリアランス　　CL_r：腎クリアランス　　CL_h：肝クリアランス
D_{iv}：静脈内投与量　　D_{po}：経口投与量　　AUC：血中濃度時間曲線下面積
F：バイオアベイラビリティ　　k_e：消失速度定数　　V_d：分布容積

全身クリアランスとは、体内からの薬物の除去能力を表し、各臓器の除去能力（例えば、腎クリアランスと肝クリアランス）の和になる。病態時に伴って腎クリアランスや肝クリアランスが変動することがある。したがって、全身クリアランスは投与設計を立案する上で重要であり、理解しておきたいパラメータである。公式を理解して使えるようになれば、薬剤師になってから、あるいは医薬品開発に携わる場合にも十分に役に立つスキルになる。

全身クリアランスは「単位時間当たりに体内から消失した薬物量を、その時の血中濃度で除した（規格化した）値」として定義される。

$$CL_{tot} = \frac{単位時間当たりに体内から消失した薬物量}{血中濃度} = \frac{-\dfrac{dX}{dt}}{C} \quad\cdots\cdots\cdots①$$

例えば、1時間当たりに100 mgの薬物が体内から消失したとし、その時間間隔での平均血中濃度が20 mg/Lであったとき、全身クリアランスは次のように計算できる。

$$CL_{tot} = \frac{100\,(mg/hr)}{20\,(mg/L)} = 5\,(L/hr)$$

これは1時間当たりに薬物を含む5 Lの血液が、血液を含まない血液に置き換わる（クリアーされる）ことを意味している。

8

2 全身クリアランス

静脈内投与の場合、①式の右辺の分母、分子を0から∞時間まで積分すると、分子は静脈内投与量 D_{iv} になり、分母は血中濃度時間曲線下面積 AUC になるので、全身クリアランスは②式から求められる。

$$CL_{tot} = \frac{D_{iv}}{AUC} \quad \cdots\cdots ②$$

経口投与の場合、消化管から循環血中に移行する量は経口投与量にバイオアベイラビリティ F を掛けた値になるので、③式になる。

$$CL_{tot} = \frac{F \cdot D_{po}}{AUC} \quad \cdots\cdots ③$$

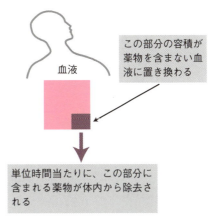

図1 全身クリアランスの概念

また、全身クリアランスは消失速度定数 k_e と分布容積 V_d の積で表わされる。

$$CL_{tot} = k_e \cdot V_d \quad \cdots\cdots ④$$

腎排泄と肝代謝で体内から消失する薬物の場合、全身クリアランスは腎クリアランスと肝クリアランスの和になる。

$$CL_{tot} = CL_r + CL_h \quad \cdots\cdots ⑤$$

例題

1-コンパートメントモデルに従う薬物の 100 mg を静脈内投与し、その血中濃度を測定したところ生物学的半減期は 3.3 hr、初濃度は 55 μg/mL であった。この薬物の全身クリアランスを求めなさい。

解説

(解法1)

この薬物は1-コンパートメントモデルに従うことから、

全身クリアランスは、$CL_{tot} = \dfrac{D_{iv}}{AUC}$ から求めることができる。

問題文より、$D_{iv} = 100$ (mg) である。

静注なので AUC は、

$$CL_{\text{tot}} = \frac{D_{\text{iv}}}{\text{AUC}} \quad \text{より、AUC} = \frac{D_{\text{iv}}}{CL_{\text{tot}}} = \frac{D_{\text{iv}}}{k_e \cdot V_d}$$

$$C_0 = \frac{D_{\text{iv}}}{V_d} \quad \text{より、AUC} = \frac{C_0}{k_e}$$

問題文より、$C_0 = 55 \, (\mu g / mL)$、

k_e は消失半減期より、$k_e = \dfrac{0.693}{\text{t}_{1/2}} = \dfrac{0.693}{3.3 \, (\text{hr})} = 0.21 (\text{hr}^{-1})$

よって、$\text{AUC} = \dfrac{55 \, (\mu g / mL)}{0.21 (\text{hr}^{-1})} = 261.9 (\mu g \cdot hr / mL) = 261.9 \, (mg \cdot hr / L)$

したがって、

$$CL_{\text{tot}} = \frac{D_{\text{iv}}}{\text{AUC}} = \frac{100 \, (mg)}{261.9 \, (mg \cdot hr / L)} = 0.382 \, (L / hr)$$

（解法 2）

$CL_{\text{tot}} = k_e \cdot V_d$　から求める。

解法 1 で求めたように、消失速度定数 k_e は、

$$k_e = \frac{0.693}{3.3 \, (\text{hr})} = 0.21 \, \text{hr}^{-1}$$

分布容積は　$V_d = \dfrac{D_{\text{iv}}}{C_0}$ なので、

$$V_d = \frac{100 \, (mg)}{55 (\mu g / mL)} = \frac{100 \, (mg)}{0.055 (mg / L)} = 1.818 \, (L)$$

よって、全身クリアランスは

$CL_{\text{tot}} = 0.21 \, (\text{hr}^{-1}) \times 1.818 \, (L) = 0.382 \, (L / hr)$

解答	0.382 L／hr

練習問題 1

（第 98 回　問 171）

　　体内動態が線形 1-コンパートメントモデルに従う薬物 1,000 mg をヒトに急速静脈内投与したところ、投与直後と 10 時間後の血中濃度は、それぞれ 100 $\mu g / mL$ 及び 10 $\mu g / mL$ であった。この薬物の全身クリアランス（L／hr）に最も近い値はどれか。1つ選べ。ただし、ln10 = 2.3 とする。

　1　0.92　　　2　1.4　　　3　2.3　　　4　9.2　　　5　46

10

問題文より、横軸を時間、縦軸を濃度の対数とし、グラフを作成する。

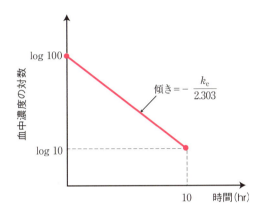

図2

$$傾き = -\frac{k_e}{2.303} = \frac{\log 10 - \log 100}{10 - 0}$$

$$= \frac{\log \frac{10}{100}}{10} = \frac{\log \frac{1}{10}}{10} = \frac{\log 1 - \log 10}{10} = \frac{0 - 1}{10} = -\frac{1}{10}$$

$$k_e = \left(-\frac{1}{10}\right) \times (-2.303) = 0.2303 \,(\text{hr}^{-1})$$

また、分布容積（V_d）は C_0 及び静脈内投与量（D_{iv}）が 1,000 mg より、

$$C_0 = \frac{D_{iv}}{V_d}$$

$$V_d = \frac{1000\,(\text{mg})}{100\,(\mu\text{g/mL})} = 10\,\text{L}$$

以上より、全身クリアランス（CL_{tot}）、

$$CL_{tot} = k_e \cdot V_d = 0.23\,(\text{hr}) \times 10\,\text{L}$$
$$= 2.3\,\text{L/hr}$$

解答　3

練習問題 2

（第99回国試　問304改変）

　60歳女性。10年ほど前に尿タンパクを指摘されていたが放置していた。その後、疲れやすくなったため、8年ほど前に近医を受診した。腎機能低下を指摘され、薬物療法が開始された。症状は徐々に進行し、現在は慢性腎不全の保存期である（検査値：血清クレアチニン値3.0 mg/mL、血清カルシウム値8.8 mg/dL、血清リン値4.4 mg/dL、血清カリウム値5.0 mEq/L）。最近、胸のむかつきなどの胃炎症状を訴えている。

　この女性患者にニザチジンを投与することとなった。腎機能正常者におけるニザチジンの1日量を300 mgとするとき、この患者に対するニザチジンの1日量として最も適切なのはどれか。**1つ選べ**。

　なお、腎機能が正常な女性において、ニザチジンの全身クリアランスに占める腎クリアランスの割合は90％、eGFRを120 mL/min/1.73 m^{2}とし、ニザチジンの腎クリアランスはeGFRに比例し、腎外クリアランスは腎機能の影響を受けないと仮定した。また、eGFRの推定には次のノモグラムを用いた。

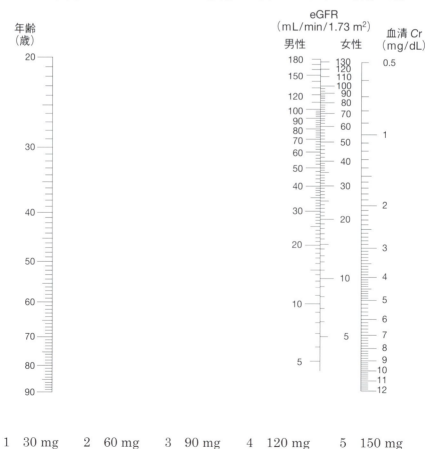

1　30 mg　　2　60 mg　　3　90 mg　　4　120 mg　　5　150 mg

全身クリアランス 2

　まず、ノモグラムからこの患者の eGFR を求める。

　問題文より、患者女性 60 歳、血清クレアチニン値 3.0 mg/mL なので、ノモグラムの年齢 60 と血清 Cr 3 を結び、eGFR との交点を見る（**図 3**）。

　すなわち、患者の eGFR = 13 mL/min/1.73 m^2 となる。

　正常時、問題文より「ニザチジンの全身クリアランスに占める腎クリアランスの割合は 90%」なので、次の図が書ける。

　正常時（eGFR = 120 mL/min/1.73 m^2）

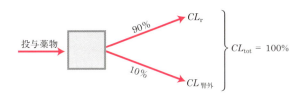

　問題文に「ニザチジンの腎クリアランスは eGFR に比例し、腎外クリアランスは腎機能の影響を受けない」とあるので、患者について、次に図が書ける。

　患者（eGFR：13 mL・min/1.73 m^2）

$$\frac{\text{患者の eGFR}}{\text{正常時 eGFR}} = \frac{13}{120} = 0.108 \risingdotseq \frac{1}{10}$$

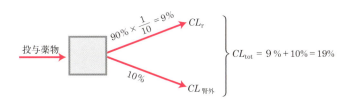

　患者は、正常時よりも全身クリアランスが約 20%（19%）になっているため、投与量も正常時の 20% にする必要がある。

　よって、300 mg/日 × 0.2 = 60 mg/日

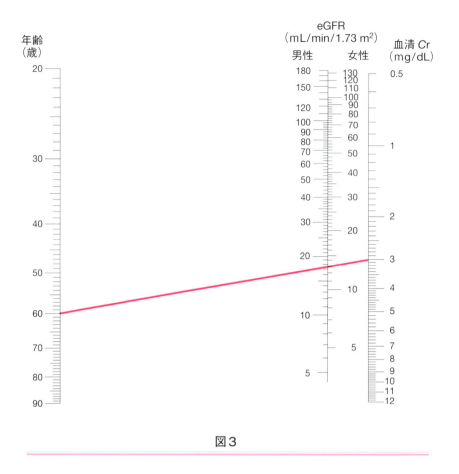

図3

解答	2

3 消失半減期

公式

$$t_{1/2} = \frac{\ln 2}{k_e} = \frac{0.693}{k_e}$$

$t_{1/2}$：消失半減期　　k_e：消失速度定数

　血中薬物濃度または体内の薬物量が半減する時間を消失半減期という。このパラメータは体内からの消失のしやすさを直感的にとらえることができるため、医薬品開発及び臨床の場で汎用されている。消失半減期は薬物投与後のどの時間からでも濃度（量）が半分になる時間であり、薬物の体内動態が線形1-コンパートメントモデルに従う限り、半減期は変化しない。

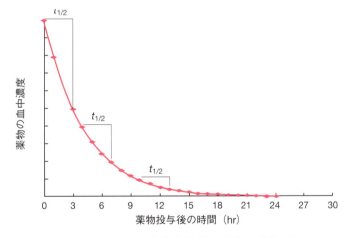

図1　ある薬物の血中濃度推移と消失半減期（$t_{1/2}$）

消失半減期は血中濃度あるいは体内の薬物量が半減する時間である。薬物の消失が線形である限り、どの時間からカウントしても消失半減期は変わらない。

　体内動態が1-コンパートメントモデルに従う薬物の血中濃度推移は次の対数式で表される。

$$\ln C = \ln C_0 - k_e \cdot t$$

投与後、半減期が経過すると血中濃度は$\frac{1}{2}$になるので、

$$\ln\left(\frac{1}{2}\right) = -k_e \cdot t_{1/2}　\text{が成り立つ。したがって、}t_{1/2} = \frac{\ln 2}{k_e} = \frac{0.693}{k_e}$$

例題

静脈内に急速投与された薬物の血中濃度が線形1-コンパートメントモデルで表されるとき、投与後8時間における血中濃度を求めよ。ただし、投与量は150 mg/kg、分布容積は3.0 L/kg、消失半減期は2時間とする。

解説

投与直後の初濃度 C_0 は、静脈内投与量を D_{iv}、分布容積を V_d とすると、以下のように計算できる。

$$C_0 = \frac{D_{iv}}{V_d} = \frac{150 \text{ (mg/kg)}}{3 \text{ (L/kg)}} = 50 \text{ mg/L} = 50 \text{ (}\mu\text{g/mL)}$$

消失半減期が2時間なので、8時間後の血中濃度は表と図2のようになる。

投与後の時間（hr）	0	2	4	6	8
血中濃度（μg/mL）	50	25	12.5	6.25	3.13

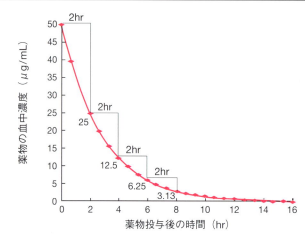

図2

これは、次の式でも計算できる。

$$C = C_0 \times \left(\frac{1}{2}\right)^{\frac{n \times t_{1/2}}{t_{1/2}}} \quad n = 1, 2, 3 \cdots$$

したがって、投与後8時間の血中濃度は 3.1 μg/mL になる。

解答 3.1 μg/mL

練習問題 1　　　　　　　　　　　　　　　　　　　　　（第 99 回国試　問 46）

体内動態が線形 1-コンパートメントモデルに従う薬物 800 mg をヒトに単回静脈内投与したところ、投与直後の血中濃度は 40 μg/mL、投与 6 時間後の血中濃度は 5 μg/mL であった。この薬物の消失半減期（hr）に最も近い値はどれか。**1 つ選べ**。

1　0.5　　　2　1　　　3　2　　　4　3　　　5　4

###

投与 6 時間後の血中濃度は投与直後（0 時間）の濃度の 1/8 に低下する。半減期の表を作成すると、

時間 (hr)	0	t_1	t_2	6
血中濃度 (μg/mL)	40	20	10	5

6 時間は消失半減期（$t_{1/2}$）の 3 倍の時間なので、$t_1 = 2$、$t_2 = 4$ になることが容易にわかる。よって、$t_{1/2} = \dfrac{6\text{ 時間}}{3} = 2\text{ 時間}$ となる。

解答　3

練習問題 2　　　　　　　　　　　　　　　　　　　　　（第 100 回国試　問 275）

パロノセトロン塩酸塩 0.75 mg を急速静脈内投与するとき、7 日後の血中濃度に最も近い値はどれか。**1 つ選べ**。ただし、この薬物の体内動態は線形 1-コンパートメントモデルに従うものとし、分布容積は 750 L、消失半減期は 42 時間である。

1　0.25 μg/mL　　　2　0.125 μg/mL　　　3　0.0625 μg/mL
4　0.25 ng/mL　　　5　0.125 ng/mL　　　6　0.0625 ng/mL

パロノセトロン塩酸塩 0.75 mg（750 μg）を急速静脈内投与し、投与 7 日後、すなわち 24 時間 × 7 日 = 168 時間後の濃度を求める。この薬物の消失半減期 $t_{1/2}$ が 42 時間であるため、168 時間後は半減期の 4 倍の時間である。よって、初濃度 C_0 の 16 分の 1 の濃度が投与 7 日後の血中濃度となる。

C_0 は静脈内投与量 D_{iv} と分布容積 V_d を用いると次の式で求まる。

$$C_0 = \frac{D_{iv}}{V_d} = \frac{750\,(\mu g)}{750\,(L)} = 1\,(\mu g/L) = 1\,(ng/mL)$$

したがって、投与 7 日後（168 時間後）の血中濃度は次のとおりである。

投与後の時間 (hr)	0	42	84	126	168
半減期 ($t_{1/2}$) の倍数	0	1	2	3	4
血中濃度 (ng/mL)	1	0.5	0.25	0.125	0.0625

パロノセトロン塩酸塩は 5-HT_3 受容体拮抗薬であり、消失半減期の長いことが特徴である。そのため、シスプラチンなどの抗悪性腫瘍剤投与に伴う遅発性の悪心・嘔吐症状の緩和に使われる。

解答 6

4 分布容積

公式

$$V_\mathrm{d} = \frac{X_\mathrm{t}}{C_\mathrm{t}} \qquad V_\mathrm{d} = \frac{D_\mathrm{iv}}{C_0}$$

V_d：分布容積　　X_t：t 時間後の体内薬物量　　C_t：t 時間後の血中濃度
D_iv：静脈内投与量　　C_0：初濃度

「分布容積は体内にある薬物量を血中濃度で除した値」と定義される。

薬物を静脈内に投与した場合、1-コンパートメントモデルでは投与量 D_iv を初期濃度で除して得られる。

例題

アミノフィリン注射液（テオフィリンとして 250 mg を含有）をまず急速静注で与え、その後直ちにテオフィリンとして 10 mg/hr の速度で静脈内定速注入を行い、下表の血清中濃度測定値を得た。テオフィリンは線形 1-コンパートメントモデルに従うものと仮定し、テオフィリンの分布容積（L）を求めなさい。

時間（hr）	0.1	5	20	40	50
濃度（μg/mL）	9.9	7.6	4.8	4.1	4.0

解説

半減期の長い薬物を点滴静注すると、定常状態の得られる時間 t_ss が遅いため、初めに急速静注（負荷量）を併用することがある。急速静注のときは薬物が瞬間的に体内に入るため投与直後、すなわち $t = 0$ のとき、体内薬物量（X_0）＝静脈内投与量（D_iv）となる。

問題の血中濃度の測定値をプロットすると、**図1**のようになり、$t = 0$ のとき、

$C_0 ≒ 10$ μg/mL、$X_0 = D_\mathrm{iv} = 250$ mg

したがって、

$$V_\mathrm{d} = \frac{250\,(\mathrm{mg})}{10\,(\mathrm{\mu g/mL})} = \frac{250\,(\mathrm{mg})}{10\,(\mathrm{mg/L})} = 25\,(\mathrm{L})$$

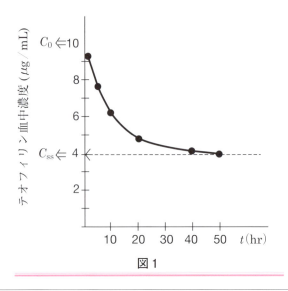

図1

解答	25 L

練習問題 1

（第102回国試　問275）

　73歳男性。体重60 kg。メチシリン耐性黄色ブドウ球菌（MRSA）肺炎の治療目的でアルベカシン硫酸塩の投与が開始された。

（処方）
点滴静注　アルベカシン硫酸塩注射液　　150 mg
　　　　　生理食塩液　　　　　　　　　100 mL
　　　　　1日1回30分かけて投与　7日連日投与

　投与開始から3日目に血中アルベカシン濃度の測定依頼があり、測定の結果、トラフ値は3.5 μg/mL、ピーク値（点滴終了30分後採血）は15 μg/mLであった。

検査値（3日目）：白血球数9,500/μL、CRP 4.8 mg/dL、血清クレアチニン2.84 mg/dL

　この患者におけるアルベカシンの分布容積と消失半減期に最も近い値の組合せはどれか。1つ選べ。ただし、アルベカシンの体内動態は線形1-コンパートメントモデルに従い、3回目投与時点で定常状態にあり、点滴開始後1時間までの消失は無視できるものとする。また、アルベカシン硫酸塩150 mgは、アルベカシン105 mgに相当するものとする。

	分布容積（L）	消失半減期（hr）
1	10	6
2	10	12
3	20	6
4	20	12
5	30	6
6	30	12

解説

　アミノグリコシド系抗生物質(アルベカシン) は、トラフ値が一定以上を維持すると腎毒性や聴覚障害を起こしやすくなる。抗菌効果の確保と副作用防止の観点から、TDMではピーク値とトラフ値（次回投与直前）の測定が推奨されている。

　今回の患者のピーク値：15 μg/mL、トラフ値：3.5 μg/mL、投与間隔：1日1回
3回目の投与時点で定常状態。

1．分布容積

　1回の投与でトラフ値からピーク値まで血中薬物濃度が上昇する。

　すなわち、アルベカシン硫酸塩 150 mg（アルベカシン 105 mg 相当）を投与することで、血中濃度が 15 − 3.5 = 11.5 μg/mL の上昇となる。

　分布容積は静脈内投与量（D_{iv}）を初期血中濃度（C_0）で除した値である。

　この場合、上昇した分の血中濃度（11.5 μg/mL）が初期血中濃度（C_0）と考える。

分布容積（V_d）

$$V_d = \frac{D_{iv}}{C_0} = \frac{105\ (mg)}{0.0115\ (mg/mL)} = 9130.4\ (mL) \fallingdotseq 9.1\ (L)$$

　選択肢で最も近い分布容積（V_d）の値は 10 L となる。

2．消失半減期（$t_{1/2}$）

　線形1-コンパートメントモデルでは、半減期の時間を経過すると $\frac{1}{2}$ となり、半減期の2倍時間経過すると血中濃度が $\frac{1}{4}$ に低下する。今回の患者では、定常状態において1日1回（約24時間の間隔）の投与で、ピーク値からトラフ値まで血中薬物濃度が約

$\frac{1}{4}$ に低下している。このことから、半減期の2倍時間が24時間であると考えられる。

すなわち、半減期は12時間であると考えることができる。

解答 2

練習問題 2 　　　　　　　　　　　（第99回国試　問172）

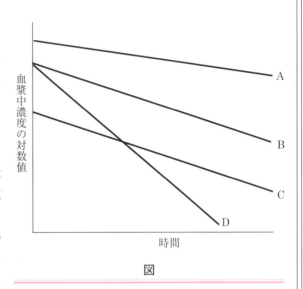

薬物A、B、C、Dを同じ投与量で急速静脈内投与したところ、図のような血漿中濃度推移が得られた。これらの薬物の体内動態に関する記述のうち、正しいのはどれか。**2つ**選べ。

1. これらの薬物の中で、最も全身クリアランスが大きいのは薬物Aである。
2. 薬物Bと薬物Cの直線の傾きは、平行関係にあるので、分布容積が等しい。
3. 薬物Bと薬物Dは、縦軸の切片が等しいので、分布容積が等しい。
4. 薬物Cは薬物Dと比較して、分布容積は小さいが消失速度定数は大きい。
5. これらの薬物の中で、消失速度定数が最も大きいのは薬物Dである。

解説

まず、時間と血漿中濃度の対数値との関係が直線であるので、これらの薬物は線形1-コンパートメントモデルに従う。

図2の直線の傾きから消失速度定数 (k_e) を、縦軸の切片から初濃度 (C_0) を知ることができる。

分布容積 (V_d) は、薬物投与量 (D) を初濃度 (C_0) で除した値である。

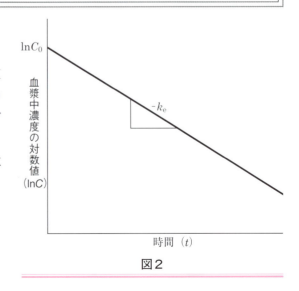

図2

$$V_\mathrm{d} = \frac{D}{C_0}$$

また、全身クリアランス（CL_tot）は、消失速度定数と分布容積を乗じた値となる。

$$CL_\mathrm{tot} = k_\mathrm{e} \times V_\mathrm{d}$$

1 全身クリアランス（CL_tot）が最も大きいのは、k_e が大きく（右下がりの傾きが大きい）、C_0（縦軸切片）が小さいものである。すなわち、A は最も全身クリアランスが小さい。

2 直線の傾きが同じであるため、消失速度定数が薬物 B と薬物 C で同じである。今回、薬物投与量が同じであるが、縦軸切片（C_0）が異なるため分布容積（V_d）は等しくない（分布容積：薬物 C ＞ 薬物 B）。

3 記述通り $V_\mathrm{d} = \dfrac{D}{C_0}$（静脈内投与量（$D_\mathrm{iv}$）が同じで C_0 が等しい場合、分布容積は等しい）

4 薬物 C は薬物 D と比較して、分布容積は大きい（縦軸切片（C_0）が小さい）が、消失速度定数（傾き（$-k_\mathrm{e}$）の k_e）は小さい。

5 記述通り。薬物 D の傾き（$-k_\mathrm{e}$）の k_e が最も大きい。

解答　3、5

5 血中濃度時間曲線下面積

公式

$$\mathrm{AUC_{iv}} = \frac{C_0}{k_e} = \frac{D_{iv}}{k_e \cdot V_d} = \frac{D_{iv}}{CL_{tot}}$$

$\mathrm{AUC_{iv}}$：静脈内投与時の血中濃度曲線下面積
D_{iv}：静脈内投与量　　C_0：初濃度
k_e：消失速度定数　　V_d：分布容積　　CL_{tot}：全身クリアランス

急速静脈内投与の場合、D_{iv}：静脈内投与量、C：血中濃度、C_0：投与直後の血中濃度（初濃度）、k_e：消失速度定数、t：投与後の時間、V_d：分布容積、CL_{tot}：全身クリアランスとすると、$\mathrm{AUC_{iv}}$は、横軸に投与後の時間 t を、縦軸に血中濃度 C をプロットしてグラフを描いた時、血中濃度曲線と時間によって囲まれた面積を表し、血中濃度 C を時間0から∞まで積分することによって得られる。また、実測値に基づいて台形近似法によって算出することもできる。単位は、濃度×時間（g・hr/L、μg・min/mL など）である。

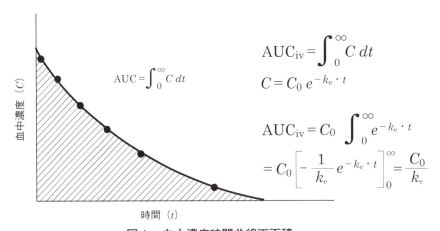

図1　血中濃度時間曲線下面積
Area under the blood concentration time curve（AUC）
AUC は図の斜線部分の面積である。

また、$\mathrm{AUC_{iv}}$ と CL_{tot} との関係は、以下のように表される。

$C_0 = \dfrac{D_{iv}}{V_d}$ より　　$\mathrm{AUC_{iv}} = \dfrac{C_0}{k_e} = \dfrac{D_{iv}}{k_e \cdot V_d}$

さらに、$CL_{tot} = k_e \cdot V_d$ より　　$\mathrm{AUC_{iv}} = \dfrac{D_{iv}}{CL_{tot}}$

5 血中濃度時間曲線下面積

例題

ある薬物を静注後、経時的に血中濃度を測定し、次のグラフを得た。次の薬物の無限大時間までの血中濃度-時間曲線下面積（AUC）として、最も近い値で、かつ、その単位が正しいものはどれか。

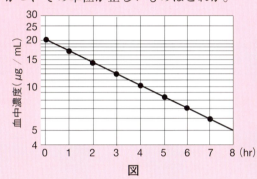

1　116 $\mu g \cdot hr \cdot mL^{-1}$
2　205 $\mu g \cdot hr^{-1} \cdot mL^{-1}$
3　210 $\mu g \cdot hr \cdot mL^{-1}$
4　256 $\mu g \cdot hr^{-1} \cdot mL$
5　316 $\mu g \cdot hr \cdot mL$

（第76回国試　問182）

解説

グラフより、C_0 と $t_{1/2}$ を読み取る。

$C_0 = 20\ (\mu g/mL) \quad t_{1/2} = 4\ (hr)$

$k_e = \dfrac{\ln 2}{t_{1/2}}$ より　　$k_e = \dfrac{0.693}{4\ hr} = 0.17325\ (hr^{-1})$

∴　$AUC_{iv} = \dfrac{C_0}{k_e} = \dfrac{20\ (\mu g/mL)}{0.17325\ (hr^{-1})} = 115.4\ (\mu g \cdot hr \cdot mL^{-1})$

解答　1

練習問題 1

（第101回国試　問171）

薬物Aは、静脈内投与後、肝臓における代謝と腎排泄によってのみ消失し、正常時は肝クリアランスが全身クリアランスの80%であること、腎排泄は糸球体ろ過のみによって起こることがわかっている。

ある肝疾患患者において血中アルブミン濃度の低下により薬物Aの血中タンパク非結合形分率が2倍に上昇し、肝クリアランスは4分の1に低下していた。この患者に対し正常時の2分の1の血中濃度時間曲線下面積（AUC）が得られるようにするには、静脈内投与量を正常時の何%にすればよいか。1つ選べ。ただし、薬物Aの体内動態には、いずれの場合にも線形性が成り立つものとする。

| 1 | 30 | 2 | 60 | 3 | 80 | 4 | 100 | 5 | 120 |

解説

① 正常時は、肝クリアランスが全身クリアランスの80％、腎クリアランスが全身クリアランスの20％である。

② 腎排泄は、糸球体ろ過のみによって起こることから、
腎クリアランス $CL_r = \mathrm{GFR} \cdot f_p$
GFR：糸球体ろ過速度、f_p：血漿タンパク非結合率

③ 肝疾患患者においては、血中タンパク非結合形分率が2倍に上昇することから、腎クリアランスは2倍に増加する。

④ 一方、肝疾患患者においては、肝クリアランスが4分の1に低下する。

⑤ ③と④より、肝疾患患者における全身クリアランスは、正常時の60％となる。

$$\underbrace{\left(80 \times \frac{1}{4}\right)}_{\text{肝クリアランスの低下}} + \underbrace{(20 \times 2)}_{\text{腎クリアランスの上昇}} = 60\,(\%)$$

⑥ AUC_{iv} と投与量 D_{iv} は比例関係、AUC_{iv} と全身クリアランス CL_{tot} は反比例の関係にあるので、正常時と同一の AUC_{iv} を得るためには投与量を正常時の60％に減量、正常時の2分の1の AUC_{iv} を得るためには投与量を正常時の30％に減量する。

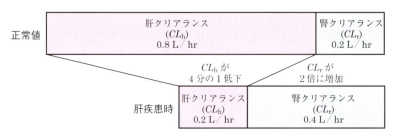

図2

血中濃度時間曲線下面積

5

解答	1

練習問題 2

（第 88 回国試　問 159 改変）

　薬物 50 mg を健常人に静脈内投与したとき、その血中濃度時間曲線下面積（AUC）は 200 μg・min/mL であり、未変化体の尿中排泄率は投与量の 20%、残りはすべて肝臓で代謝される。この薬物 50 mg を経口投与した後の消化管粘膜透過率は 100% で、小腸での代謝を受けない場合、得られる AUC（μg・min/mL）に最も近い値は次のどれか。ただし、肝血流速度は 1.5 L/min とする。また、この薬物の経口投与後の吸収速度は、血中消失速度に比較して十分に速く、肝臓への分布は瞬時の平衡が成立すると仮定する。

　　1　25　　　　2　40　　　　3　110　　　　4　170　　　　5　200

解説

① 静脈内投与時の投与量 D_{iv} と AUC_{iv} から、全身クリアランス CL_{tot} を算出する。

$$CL_{tot} = \frac{D_{iv}}{AUC_{iv}} = \frac{50 \text{ mg}}{200 \, (\mu g \cdot min/mL)} = \frac{50,000 \, (\mu g)}{200 \, (\mu g \cdot min/mL)}$$

$$= 250 \, (mL/min) = 0.25 \, (L/min)$$

② 未変化体尿中排泄率は投与量の 20%、残りはすべて肝臓で代謝されることから、肝クリアランス CL_h は全身クリアランス CL_{tot} の 80% である。

$CL_h = CL_{tot} \times 0.8 = 0.25 \text{ L/min} \times 0.8 = 0.2 (L/min)$

③ 肝クリアランス CL_h、肝血流量 Q_h 及び肝抽出率 E_h の関係から、肝抽出率 E_h を算出する。

$CL_h = Q_h \times E_h$

$$E_h = \frac{CL_h}{Q_h} = \frac{0.2 \, (L/min)}{1.5 \, (L/min)} = 0.13$$

④ 肝抽出率 E_h と肝アベイラビリティ F_h の関係から、肝アベイラビリティ F_h を算出する。

$F_h = 1 - E_h$

$F_h = 1 - 0.13 = 0.87$

⑤ バイオアベイラビリティ F、消化管粘膜透過率 F_a、小腸アベイラビリティ F_g 及び肝アベイラビリティ F_h の関係から、バイオアベイラビリティ F を算出する。
$F = F_a \cdot F_g \cdot F_h$
ここで、消化管粘膜透過率 F_a は 100%、消化管での代謝を受けないことから小腸アベイラビリティ F_g は 100% として、バイオアベイラビリティ F を算出する。
$F_a = 1, F_g = 1 \quad \therefore \quad F = 1 \times 1 \times 0.87 = 0.87$

⑥ バイオアベイラビリティ F の結果に基づいて、50 mg を経口投与した時に、全身循環血に移行する量 X_{po} を算出する。
$X_{po} = D_{po} \cdot F = 50 \text{ mg} \times 0.87 = 43.5 \text{ (mg)}$

⑦ $AUC_{iv} : X_{iv} = AUC_{po} : X_{po}$ の関係から、AUC_{po} を算出する。
$200 : 50 = AUC_{po} : 43.5$

$$AUC_{po} = \frac{200 \text{ (}\mu g \cdot min/mL\text{)} \times 43.5 \text{ (mg)}}{50 \text{ (mg)}} = 174 \text{ (}\mu g \cdot min/mL\text{)}$$

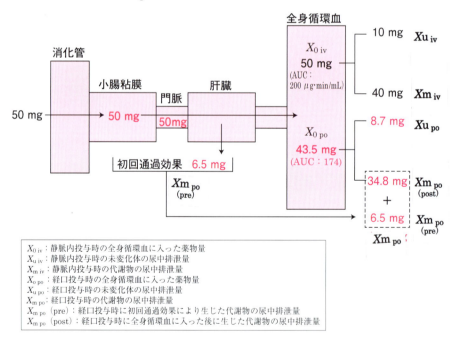

図3

解答　4

6 未変化体の尿中排泄量と消失速度定数

公式

$$\frac{dX_u}{dt} = CL_r \times C$$

$$k_e = -\frac{\log_{10}\left(\dfrac{dX_u(t_2)}{dt}\right) - \log_{10}\left(\dfrac{dX_u(t_1)}{dt}\right)}{t_2 - t_1} \times 2.303$$

$$k_e = k_m + k_u$$

$\dfrac{dX_u}{dt}$：腎排泄速度　　　CL_r：腎クリアランス　　　C：血中濃度

k_e：消失速度定数　　　k_m：代謝速度定数　　　k_u：腎排泄速度定数

X_u：未変化体の尿中排泄量　　　t：時間

血中の薬物は主に肝臓における代謝または腎臓における排泄で体内から消失する。薬物投与後に十分長い時間まで採取、あるいは経時的に採取した尿中の未変化体の薬物濃度を測定することで尿中排泄量や尿中排泄速度がわかる。尿中排泄速度が線形の薬物では、血中濃度と尿中排泄速度は比例する。累積尿中排泄量や尿中排泄速度の経時的変化を評価することで血中濃度の消失速度定数を求めることができる。また、尿中排泄速度と血中濃度の関係から腎クリアランスを求めることができる。

例題

　線形 1-コンパートメントモデルに従い尿中に排泄される薬物を患者に静脈内投与した後、経時的に回収した患者の尿中の薬物濃度を測定することで、尿中排泄速度を求めた。尿中排泄速度と時間の関係を、方眼紙及び片対数方眼紙で示したところ、それぞれ図 A、B のようになった。また、尿中排泄速度と時間の関係を、方眼紙で示したところ、図 C のようになった。この薬物の消失速度定数及び腎クリアランスはいくらか。ただし、$\log_{10} 2 = 0.301$, $\ln 2 = 0.693$ とする。

29

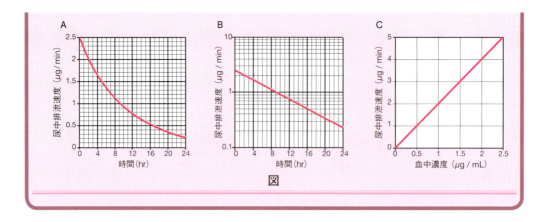

図

解説

薬物の尿中排泄速度は、次の通り腎クリアランスと血中濃度の積で表される。

尿中排泄速度＝腎クリアランス・血中濃度

$$\frac{dX_u}{dt} = CL_r \cdot C$$

この薬物の体内動態は線形1-コンパートメントモデルに従うので、腎クリアランス CL_r は定数であり、また血中濃度は以下で表される。

$$C = C_0 e^{-k_e \cdot t}$$

したがって、上記2つの式より尿中排泄速度の時間に対する変化は次式で表される。

$$\frac{dX_u}{dt} = CL_r \cdot C_0 e^{-k_e \cdot t} \quad \cdots\cdots\cdots ①$$

したがって、尿中排泄速度 $\frac{dX_u}{dt}$ は、消失速度定数 k_e で指数関数的に減衰する曲線であることがわかる。両辺の常用対数をとると次式になる。ただし、常用対数と自然対数の関係は $\log_{10} A = \dfrac{1}{2.303} \times \ln A$ なので、$\log_{10} e = \dfrac{1}{2.303} \times \ln e$

$$= \dfrac{1}{2.303}$$ とする（図1）。

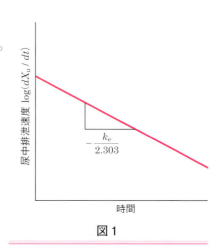

図1

$$\log_{10} \left(\frac{dX_u}{dt} \right) = \log_{10} (CL_r \cdot C_0) - \frac{k_e}{2.303} t \quad \cdots\cdots\cdots ①'$$

または、自然対数をとると、次式になる。

$$\ln \left(\frac{dX_u}{dt} \right) = \ln CL_r \cdot C_0 - k_e \cdot t$$

任意の２点の時間（t_1、t_2）と尿中排泄速度 $\left(\frac{dX_u(t_1)}{dt}、\frac{dX_u(t_2)}{dt} \right)$ より次の式が導かれる。

$$k_e = - \frac{\log_{10} \left(\frac{dX_u(t_2)}{dt} \right) - \log_{10} \left(\frac{dX_u(t_1)}{dt} \right)}{t_2 - t_1} \times 2.303$$

　したがって、２点の時間と尿中排泄速度の関係がわかれば、消失速度定数が求められることがわかる。ここで注意するべきは、求められるのは血中濃度の消失速度定数であり、尿中排泄速度定数ではないことである。これは、尿中排泄速度の時間に対する変化が血中濃度の変化に由来するためである。ただし、薬物が尿中排泄のみで消失する場合は、消失速度定数と尿中排泄速度定数は一致する。線形１-コンパートメントモデルに従う限り、どの２点で計算しても同じ消失速度定数が求められる。手計算の場合、対数の計算があるため計算を簡単にするためのコツとして、尿中排泄速度が２倍あるいは 10 倍になる２点などを選ぶほうがよい。ここでは、尿中排泄速度が 0.2（μg/min）（2時間）と 0.1（μg/min）（9 時間）で計算する。

　図 A または B より以下の２点を選択して計算に用いる。

$$t_1 = 2(\mathrm{hr})、\frac{dX_u(t_1)}{dt} = 0.2(\mu\mathrm{g/min})$$

$$t_2 = 9(\mathrm{hr})、\frac{dX_u(t_2)}{dt} = 0.1(\mu\mathrm{g/min})$$

上述の式に代入すると、

$$k_e = - \frac{\log_{10} 0.1 - \log_{10} 0.2}{9 - 2} \times 2.303$$

$$= - \frac{\log_{10} \left(\frac{0.1}{0.2} \right)}{7} \times 2.303$$

$$= - \frac{\log_{10} 2^{-1}}{7} \times 2.303$$

$$= \frac{\log_{10} 2}{7} \times 2.303$$

$$\approx \frac{0.301}{7} \times 2.303$$

$$\approx 0.1\,(\mathrm{hr}^{-1})$$

次に示すように自然対数で計算するほうが、より簡単に計算できる。

$$k_e = -\frac{\ln\left(\dfrac{dX_u(t_2)}{dt}\right) - \ln\left(\dfrac{dX_u(t_1)}{dt}\right)}{t_2 - t_1}$$

$$= -\frac{\ln 0.1 - \ln 0.2}{9 - 2}$$

$$= -\frac{\ln\left(\dfrac{0.1}{0.2}\right)}{7}$$

$$= -\frac{\ln 2^{-1}}{7}$$

$$= \frac{\ln 2}{7}$$

$$\approx \frac{0.693}{7}$$

$$\approx 0.1\,(\mathrm{hr}^{-1})$$

または、先に選んだ 2 点より尿中排泄速度の半減期が $9 - 2 = 7$ 時間であることから、次の関係式より

$$k_e = \frac{\ln 2}{t_{1/2}}$$

$$k_e = \frac{0.693}{7} \approx 0.1\,(\mathrm{hr}^{-1})$$

として、解答を得ることもできる。

次に腎クリアランスを求める。腎クリアランスは、尿中排泄速度を血中濃度で割ることで得られる。したがって、**図 C** より、血中濃度 $1\,\mu\mathrm{g/mL}$ のとき、尿中排泄速度は $2\,\mu\mathrm{g/min}$ であることがわかる。

$$CL_r = \frac{\dfrac{dX_u}{dt}}{C} = \frac{2(\mu g/\min)}{1(\mu g/mL)} = 2(mL/\min)$$

解答 消失速度定数：0.1 hr^{-1}
腎クリアランス：2 mL/min

練習問題 1

（第 92 回国試 問 160）

静脈内投与後、線形 1-コンパートメントモデルに従い尿中排泄される薬物について、その血中濃度 C(mg/L) と尿中排泄速度 dX_u/dt(mg/hr) との関係を示すグラフのうち正しいのはどれか。1つ選べ。ただし、X_u は未変化体の尿中排泄量、t は時間を示す。

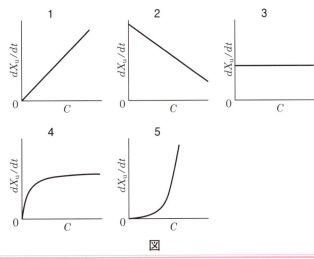

図

解説

尿中排泄速度と血中濃度との関係を問う問題である。尿中排泄速度と血中濃度は比例定数を腎クリアランスとする以下の式で表される。

$$\frac{dX_u}{dt} = CL_r \cdot C$$

本問題での薬剤は、線形 1-コンパートメントモデルに従うので、腎排泄過程においても非線形性はないと考えられるため、CL_r は濃度によらず一定である。この関係式に当てはまるのは、選択肢 1 とわかる。

尿中排泄速度と血中濃度の関係では、血中濃度が高いほど尿中排泄速度も高くなるので、選択肢 2、3 は起こり得ないことがわかる。尿中排泄過程において分泌や再吸収がある場合には、これらの過程が血中濃度の上昇時に飽和すると腎排泄が非線形性を示す。分泌過程が飽和した場合には血中濃度の上昇時には腎クリアランスが減少するので尿中排泄速度も頭打ちになるため、選択肢 4 のようなグラフになる。また、再吸収過程が飽和した場合には、血中濃度上昇に伴い、腎クリアランスが上昇するので選択肢 5 のようなグラフになる。

解答 1

練習問題 2

（第 77 回国試　問 185 改変）

線形 1-コンパートメントモデルに従い、未変化体、代謝物ともすべて腎臓から排泄される薬物がある。この薬物 250 mg を急速に静注した後、経時的に採尿し、尿中に排泄された総薬物量（未変化体＋代謝物）を測定し、次のデータを得た。

A　尿中総排泄量
　　　未変化体　　　200 mg
　　　代謝物　　　　50 mg（未変化体に換算した量）
B　log（200 mg − 各時間までの未変化体排泄量）を時間（hr）に対してプロットして得られた直線の勾配の大きさ 0.30 (hr^{-1})

未変化体の腎排泄速度定数 (hr^{-1}) として最も妥当なものはどれか。1 つ選べ。

ただし、$\log_{10} e = \dfrac{1}{2.303}$ とする。

1　0.39　　2　0.42　　3　0.55　　4　0.69　　5　0.75

解説

式①（30 ページ）を時間 t から時間 ∞（無限大）まで積分すると、時間無限大までの未変化体排泄量と、時間 t までの未変化体排泄量の差 $X_u^\infty - X_u^t$ を表すことができる。

$$X_u^\infty - X_u^t = \frac{CL_r \cdot C_0}{k_e} e^{-k_e \cdot t} \cdots\cdots② $$

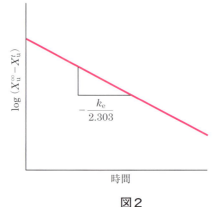

図 2

6 未変化体の尿中排泄量と消失速度定数

したがって、$X_u^\infty - X_u^t$ は消失速度定数 k_e で指数関数的に減衰する曲線である。両辺の常用対数をとると次式になり、図2のように時間に対して直線で表される。

$$\log_{10}(X_u^\infty - X_u^t) = \log_{10}\left(\frac{CL_r \cdot C_0}{k_e}\right) - \frac{k_e}{2.303} \cdot t \quad \cdots\cdots②'$$

本問題では、Bで表記されている「log（200 mg − 各時間までの未変化体排泄量）を時間（hr）に対してプロットして得られた直線」が式②'のことと気づくことが重要である。

さらに、式②'からわかるとおりこの直線の勾配の大きさは、$-\dfrac{k_e}{2.303}$ であり、この値が 0.30 (hr^{-1}) であることから、k_e = 0.69 (hr^{-1}) と計算できる。

次式に示すように消失速度定数は腎排泄速度定数と肝代謝速度定数の和であるので、k_u と k_m の比率がわかれば、k_u が求められる。

$$k_e = k_u + k_m$$

本問題では、静脈内投与された 250 mg のうち 200 mg が未変化体として尿中排泄され、未変化体に換算して 50 mg が代謝物として排泄されることから、

$$k_u : k_m = 200 : 50 = 4 : 1$$

であることがわかる（図3）。

したがって、k_u は k_e の5分の4であるため、

$$k_u = \frac{4}{5} k_e = \frac{4}{5} \cdot 0.69 = 0.55 \,(\text{hr}^{-1})$$

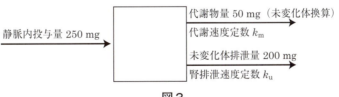

図3

解答 3

7 経口投与後の血中濃度推移と吸収速度定数

公式

$$C = \frac{F \cdot D_{po}}{V_d} \cdot \frac{k_a}{k_a - k_e} (e^{-k_e \cdot t} - e^{-k_a \cdot t})$$

$$k_a > k_e \text{ のとき、} t_{1/2} = \frac{0.693}{k_e}$$

$$k_a < k_e \text{ のとき、} t_{1/2} = \frac{0.693}{k_a}$$

k_e：消失速度定数	$t_{1/2}$：消失半減期	C：血中薬物濃度
k_a：吸収速度定数	F：バイオアベイラビリティ	D_{po}：経口投与量

経口投与後の血中濃度は一過性に上昇したのち減衰する推移を示す。1-コンパートメントモデルに従う場合、血中濃度推移を表す式は公式に示す通りである。経口投与後の血中濃度推移を評価する指標として血中濃度時間曲線下面積 AUC、最高血中濃度 C_{max}、最高血中濃度到達時間 t_{max}、消失半減期 $t_{1/2}$ などがあり、それぞれ投与量や吸収速度定数 k_a、消失速度定数 k_e との関係性がある。経口投与では、消失相における半減期は、消失速度定数と吸収速度定数の大小関係により決まる。

例題

薬物 A の経口投与後の血中濃度推移は、線形 1-コンパートメントモデルに従い、吸収速度定数 $k_a = 0.5$ hr^{-1}、消失速度定数 $k_e = 0.1$ hr^{-1} であることがわかっている。k_a あるいは k_e が上昇すると、血中濃度時間曲線下面積、最高血中濃度、最高血中濃度到達時間、消失相における半減期はそれぞれどのように変化するか。ただし。生物学的利用率及び分布容積は変化しないものとする。

解説

吸収過程のある 1-コンパートメントモデルでは血中濃度推移及び関連する指標は図1中の式で表される。

7 経口投与後の血中濃度推移と吸収速度定数

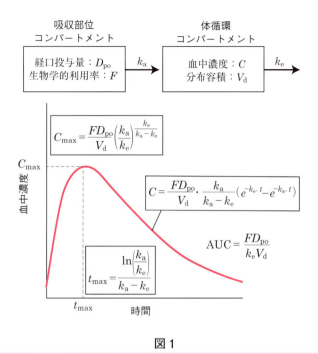

図1

　これらより、AUCはk_aの関数ではないため、k_aの変動の影響を受けないことがわかる。C_{max}及びt_{max}はk_aの関数であるため、影響を受けることがわかる。k_aが上昇したとき、血中濃度推移がどのように変化するかを図2に示す。AUCは上述の通り変化せず、C_{max}は上昇し、t_{max}は短くなる。

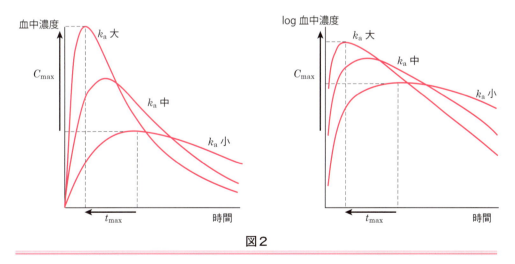

図2

　また、AUCはk_eの関数であり、k_eの変動と反比例する。k_eが上昇したとき、血中濃度推移がどのように変化するかを図3に示す。AUCは反比例で減少し、C_{max}は減少し、t_{max}は短くなる（図3）。

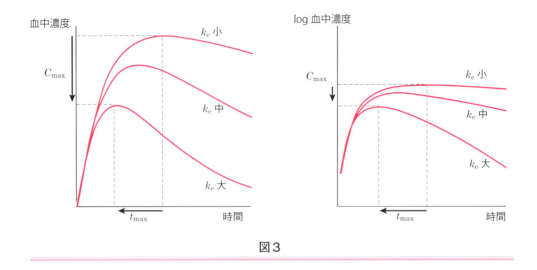

図3

また、血中濃度推移を残差法により解析することで、logスケールで示された血中濃度推移の曲線を吸収相あるいは消失相に由来する2つの直線に分割できる。

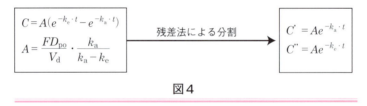

図4

2つの直線の傾きは吸収速度定数k_aあるいは消失速度定数k_eを反映する。吸収相及び消失相のいずれが吸収速度定数k_a、消失速度定数k_eを反映するかは、k_a及びk_eの大小関係により決まる。

$k_a > k_e$のとき、常用対数における消失相の直線の傾き$= -\dfrac{k_e}{2.303}$

消失相の半減期$= \dfrac{0.693}{k_e}$

$k_a < k_e$のとき、常用対数における消失相の直線の傾き$= -\dfrac{k_a}{2.303}$

消失相の半減期$= \dfrac{0.693}{k_a}$

すなわち、k_a及びk_eのうちいずれか小さいほうが消失相の半減期を反映することになる（図5）。

7

経口投与後の血中濃度推移と吸収速度定数

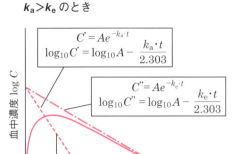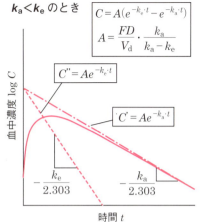

図5

したがって、消失相における半減期は、$k_a > k_e$ のとき、k_a 上昇の影響を受けにくいが、$k_a < k_e$ のとき k_a 上昇に反比例して半減期は短縮される。本例題においては、$k_a > k_e$ の関係が成り立つので、半減期は k_a が上昇しても変化せず、k_e が上昇すると短くなる。

> **解答**
>
> k_a が上昇すると、AUC は変動せず、C_{max} は上昇し、t_{max} は短くなる。消失相における半減期は、k_a が上昇しても変化しない。
> k_e が上昇すると、AUC 及び C_{max} は減少し、t_{max} は短くなる。消失相における半減期は短くなる。

練習問題 1

（第91回国試 問162）

図1の実線は、薬物 A の静脈内投与後の尿中排泄速度を時間に対して片対数プロットしたものである。図2の実線は、同じ薬物 A の経口投与後の血中濃度を時間に対してプロットしたものであり、1点鎖線の値から実線の値を差し引いた値を時間に対して片対数目盛りで示したものである。

薬物 A の吸収速度定数（hr^{-1}）として、最も近い値はどれか。1つ選べ。ただし、この薬物の吸収及び消失過程は線形1-コンパートメントモデルに従うものとする。

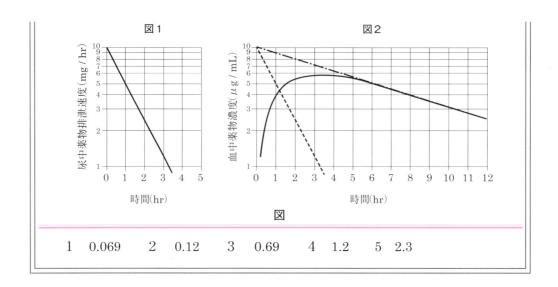

図					
1	0.069	2	0.12	3	0.69
4	1.2	5	2.3		

解説

図1では尿中排泄速度を時間に対してプロットしているので、尿中排泄速度は常に血中濃度と比例するため（「6. 未変化体の尿中排泄量と消失速度定数」を参照）、尿中排泄速度の半減期は、血中濃度の半減期に等しい。図1より、半減期計算のため2点を選ぶ。時間0での尿中排泄速度 10 mg/hr が 5 mg/hr に減るのに要する時間は約1時間であり、半減期は約1時間であると計算できる。

図2は血中濃度を時間に対してプロットしており、残差法により得られた2直線が描かれている。破線、1点鎖線の半減期はそれぞれ約1時間、約6時間であることが図から読み取れる。破線の半減期である約1時間は、図1で計算された血中からの消失過程の半減期と一致しており、1点鎖線の半減期である約6時間は消失過程の半減期と大きく異なることから、破線が消失過程の速度定数を反映した直線で、1点鎖線が吸収速度定数を反映した直線であると判断でき、破線が1点鎖線より半減期が短いので、$k_a < k_e$ の関係性がわかる。

$k_a < k_e$ のとき、半減期と速度定数の関係は、次の式で表されるので

$$消失相における直線の半減期 t_{1/2} = \frac{0.693}{k_a} = 6 \,(\mathrm{hr})$$

$$k_a = \frac{0.693}{6} = 0.116 \,(\mathrm{hr}^{-1})$$

解答 2

練習問題 2

(第87回国試　問158)

下図の実線は、薬物Aを経口投与後の血中濃度を時間に対して片対数プロットしたものである。1点鎖線（—・—）は、消失相の傾きを時間0へ外挿したものである。また、破線（---）は、1点鎖線の値から実線の値を引いた値を時間に対して片対数目盛りで示したものである。

この薬物の吸収速度定数 (hr^{-1}) として、最も近い値は次のどれか。ただし、この薬物の吸収と消失は線形1-コンパートメントモデルに従い、静脈内注射したときの消失半減期は6時間である。

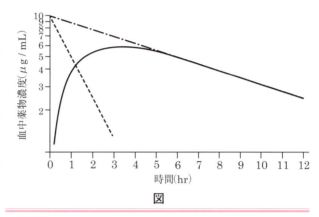

図

1　0.069　　2　0.12　　3　0.69　　4　1.2　　5　2.33

解説

問題文より、経口投与後の血中濃度推移を残差法にて解析した図であることがわかる。1点鎖線と破線は、消失速度定数と吸収速度定数のいずれかを反映した直線である。静脈内投与後の消失半減期は6時間であることがわかっているので、この消失半減期と一致するのはどちらの直線であるかを判断すればよい。

図より、血中薬物濃度の10 μg/mLが5 μg/mLに減少するのに要する時間は、1点鎖線では約6時間、破線では約1時間であると読み取れる。したがって、1点鎖線が消失速度定数を反映した直線であり、破線が吸収速度定数を反映した直線である。破線が1点鎖線より半減期が短いので、$k_a > k_e$ の関係性がわかる。
$k_a > k_e$ のとき、破線の半減期が約1時間であることから、

吸収相における直線の半減期 $t_{1/2} = \dfrac{0.693}{k_a} = 1$ (hr)

$k_a = \dfrac{0.693}{1} = 0.693$ (hr)

解答　3

8 腎機能変化による薬物動態パラメータの計算

公式

$$X_o = X_m + X_u$$

$$k_e = k_m + k_u$$

$$CL_{tot} = CL_h + CL_r$$

X_o：薬物の総排出量　　X_m：代謝物量　　X_u：未変化体薬物量
k_e：消失速度定数　　k_m：代謝速度定数　　k_u：排泄速度定数
CL_{tot}：全身クリアランス　　CL_h：肝クリアランス　　CL_r：腎クリアランス

投与された薬物は主に肝代謝と腎排泄によって、体循環コンパートメントから消失し、これらの消失過程は体内で同時に起こる。よって、薬物の総排泄量は代謝物量と未変化体薬物量の和として示される。また、消失速度定数は代謝速度定数と排泄速度定数の和として示され、胆汁排泄がある場合は、胆汁排泄速度定数が加わる。全身クリアランスは、肝クリアランスと腎クリアランスの和として示され、胆汁排泄がある場合は、胆汁排泄クリアランスが加わる。

例題

　βラクタム抗生物質のセフェピムは、血漿タンパク質と結合せず、腎糸球体ろ過のみで体内から消失する腎排泄型薬物である。敗血症の成人男性患者に500 mgのセフェピムを1回静脈内注射したところ、その分布容積は10 L、消失速度定数は0.01 hr^{-1}であった。その後、この患者は感染症による糸球体腎炎を起こし、クレアチニンクリアランスが100 mL/minから50 mL/minに低下した。糸球体腎炎を起こしたこの患者に、500 mgのセフェピムを1回静脈内注射したとき、血中濃度が40 μg/mLになるのにかかる時間はいくらか。$\log_{10}2 = 0.301$として計算し、単位もつけること。ただし、セフェピムの消失速度定数はクレアチニンクリアランスに比例し、体内動態は線形1-コンパートメントモデルに従うものとする。

42

腎機能変化による薬物動態パラメータの計算

解説

まず、問題文2〜5行目より、糸球体腎炎を起こす前と後で薬物動態が変わることに気づき、線形1-コンパートメントモデルに従う薬物ということで、図を書いてみる。

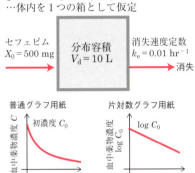

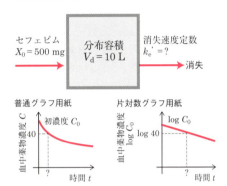

どのように消失する薬物なのか、問題文中から読み取る。
腎排泄型薬物（問題文2行目）とあるので、腎排泄のみで考える。
つまり、消失速度定数 k_e = 腎排泄速度定数 k_u となる。

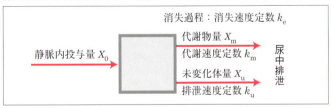

今回は、腎排泄型薬物とあるので、消失速度定数 k_e = 腎排泄速度定数 k_u
糸球体腎炎を起こした後、クレアチニンクリアランスが 100 mL/min から 50 mL/min

に低下ということは、腎の排泄機能は$\frac{50}{100}=\frac{1}{2}$　に落ちている。

　糸球体腎炎を起こした後の消失速度定数 $k_e{}' = k_e \times \frac{1}{2} = 0.01\ (\mathrm{hr}^{-1}) \times \frac{1}{2} = 0.005$

(hr^{-1})　となる。

　求めたい時間を $t\ \mathrm{hr}$ とする。

　1次反応式に従うので、糸球体腎炎を起こした後の血中濃度は次の式で示される。

$$\log C = \log C_0 - \frac{k_e{}'}{2.303} \times t \quad \cdots\cdots\cdots①$$

　静注投与直後の血中濃度（初濃度）C_0 は、

$$C_0 = \frac{静注投与量\ X_0}{分布容積\ V_d} = \frac{500\ (\mathrm{mg})}{10\ (\mathrm{L})} = \frac{500\ (\mu\mathrm{g})}{10\ (\mathrm{mL})} = 50\ (\mu\mathrm{g}/\mathrm{mL})$$

①に $C = 40\ \mu\mathrm{g}/\mathrm{mL}$、$C_0 = 50\ \mu\mathrm{g}/\mathrm{mL}$、$k_e{}' = 0.005\ \mathrm{hr}^{-1}$ を代入して、計算すると

$$\log 40 = \log 50 - \frac{0.005\ (\mathrm{hr})}{2.303} \times t$$

$$\frac{0.005}{2.303} \times t = \log 50 - \log 40$$

$$\begin{aligned}
\frac{0.005}{2.303}t &= \log 50 - \log 40 \\
&= \log 5 + \log 10 - (\log 4 + \log 10) \\
&= \log 5 - \log 4 \\
&= \log \frac{10}{2} - \log 2^2 \\
&= \log 10 - \log 2 - 2\log 2 \\
&= 1 - 3\log 2
\end{aligned}$$

$$\begin{aligned}
t &= \frac{2.303}{0.005} \times (1 - 3 \times \log 2) \\
&= 460.6 \times (1 - 3 \times 0.301) \\
&= 44.6 \fallingdotseq 45\ (\mathrm{hr})\ となる。
\end{aligned}$$

解答　45 時間

8 腎機能変化による薬物動態パラメータの計算

練習問題 1   （第98回国試　問172）

体内動態が線形性を示す薬物 A は、肝代謝と腎排泄によって体内から消失し、正常時における肝代謝クリアランスは全身クリアランスの20%である。また、腎疾患時に薬物 A の肝代謝クリアランスは変化しないが、腎排泄クリアランスは糸球体ろ過速度（GFR）に比例して変化する。

薬物 A を投与中の患者において、GFR が正常時の25%に低下したとする。薬物 A の血中濃度時間曲線下面積（AUC）を腎機能正常時と同じにするには、投与量を腎機能正常時の何%に変更すればよいか。最も近い値を1つ選べ。

1　20%　　　2　40%　　　3　80%　　　4　120%　　　5　250%

解説

正常時と腎疾患時で薬物除去能力である全身クリアランスが変化する。

● **正常時**

正常時の全身クリアランスを CL_{tot} とすると、文章より、肝クリアランス、腎クリアランスは下記のように表記できる。

投与薬物 → 肝代謝 20% → $CL_{肝} = CL_{tot} \times 0.2$
　　　　　 腎排泄 80% → $CL_{腎} = CL_{tot} \times 0.8$

$$CL_{tot} = CL_{肝} + CL_{腎} = CL_{tot} \times 0.2 + CL_{tot} \times 0.8$$

● **腎疾患時**

腎疾患時の全身クリアランスを $CL_{tot 腎疾患}$ とすると、問題文より、肝クリアランスは正常と同じ、腎クリアランスは25%低下するので、下記のように表記できる。

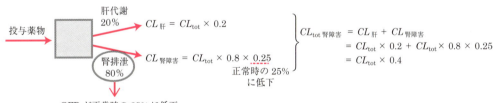

投与薬物 → 肝代謝 20% → $CL_{肝} = CL_{tot} \times 0.2$
　　　　　 腎排泄 80% → $CL_{腎障害} = CL_{tot} \times 0.8 \times 0.25$ （正常時の25%に低下）

$$CL_{tot 腎障害} = CL_{肝} + CL_{腎障害} = CL_{tot} \times 0.2 + CL_{tot} \times 0.8 \times 0.25 = CL_{tot} \times 0.4$$

GFR が正常時の25%に低下

AUC、CL_{tot}、薬物投与量 D、バイオアベイラビリティー F の関係は、次の式で表される。

$$\mathrm{AUC} = \frac{F \times D}{CL_{tot}}$$

問題文より、正常時と腎疾患時で、AUC は同じなので、

$$\mathrm{AUC} = \frac{F \times D}{CL_{\text{tot}}} = \frac{F \times D_{\text{腎疾患}}}{CL_{\text{tot 腎疾患}}}$$

（F に関する情報はないので、正常時と腎疾患時で同じと考える。）

腎疾患時、$CL_{\text{tot 腎疾患}}$は、正常時の CL_{tot} の 40％ に低下しているので、投与量も正常時の 40％ にする必要がある。

解答　2

練習問題 2　　　　　　　　　　　　　　　　　　　（第 92 回国試　問 156）

ある患者は、薬物 A に対して腎排泄及び胆汁中排泄の割合がそれぞれ 50％ であり、薬物 B に対して腎排泄の割合が 90％、胆汁中排泄の割合が 10％ であった。この患者の腎機能が低下して、クレアチニンクリアランスが 120 mL/min から 20 mL/min に低下したとき、薬物 A と薬物 B の消失半減期は、腎機能低下前と比較して、それぞれ何倍になるか。正しい組み合わせはどれか。1 つ選べ。ただし、薬物 A 及び薬物 B はそれぞれ静脈内に投与し、血中からの消失は線形 1-コンパートメントモデルに従い、分布容積は腎機能の低下に影響されないものとする。

	A	B
1	1.4	4.0
2	1.7	1.5
3	2.0	3.0
4	2.3	1.5
5	1.4	2.0
6	1.7	4.0

問題文より、クレアチニンクリアランスが 120 mL/min から 20 mL/min に低下 → 腎機能が 6 分の 1 に低下していることを意味する。

腎機能低下前後で、消失速度定数 k_e が変化し、それに伴い、消失半減期 $t_{1/2}$ も変化する。

腎機能低下前のそれぞれの薬物の消失速度定数を k_e とすると、文章より、腎排泄速度定数 k_u、胆汁排泄速度定数 k_b は下記のように表記できる。

● 薬物 A について

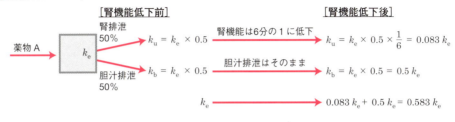

$t_{1/2} = \dfrac{0.693}{k_e}$ より、腎機能低下後の $t_{1/2}$ は、$\dfrac{1}{0.583} = 1.7$ 倍

● 薬物 B について

［腎機能低下前］　　　　　　　　　　　　　　　　［腎機能低下後］

薬物 B → k_e 腎排泄 90% → $k_u = k_e \times 0.9$ 腎機能は6分の1に低下 → $k_u = k_e \times 0.9 \times \dfrac{1}{6} = 0.15\, k_e$

　　　　　　胆汁排泄 10% → $k_b = k_e \times 0.1$ 胆汁排泄はそのまま → $k_b = k_e \times 0.1 = 0.1\, k_e$

　　　　　　　　　　　k_e → $0.15\, k_e + 0.1\, k_e = 0.25\, k_e$

$t_{1/2} = \dfrac{0.693}{k_e}$ より、腎機能低下後の $t_{1/2}$ は、$\dfrac{1}{0.25} = 4.0$ 倍

解答　6

9 バイオアベイラビリティと初回通過効果

公式

$$F = \dfrac{\dfrac{AUC_{po}}{D_{po}}}{\dfrac{AUC_{iv}}{D_{iv}}}$$

F：バイオアベイラビリティ
AUC_{po}：経口投与後の AUC　　　　　　D_{po}：経口投与量
AUC_{iv}：静脈内投与後の AUC　　　　　D_{iv}：静脈内投与量

$$F = F_a \cdot F_g \cdot F_h = F_a \cdot (1 - E_g) \cdot (1 - E_h)$$

F_a：消化管粘膜を透過した割合（消化管透過率）
F_g：消化管壁での代謝をまぬがれた割合（小腸アベイラビリティ）
F_h：肝臓での代謝をまぬがれた割合（肝アベイラビリティ）
E_g：消化管壁で代謝された割合（小腸抽出率）
E_h：肝臓で代謝された割合（肝抽出率）

　一般に経口投与された薬物が循環血中に移行するまでには、消化管壁で吸収されなかったり、消化管（小腸）や肝臓で代謝を受けるため、体内に入る薬物量は静脈内投与に比べて減少する。薬物のバイオアベイラビリティ F とは、経口投与された薬物が循環血中へ入った割合のことである。

例題

　ある薬物を同一被験者に急速静脈内投与、あるいは経口投与した後の血中濃度及び尿中排泄量を測定し、それぞれ表に示す結果を得た。ただし、この薬物は肝における代謝及び腎排泄のみで消失し、体内動態は線形を示すものとする。以下の問に答えよ。ただし、代謝物の総尿中排泄量に未変化体の量は含まれない。

	急速静脈内投与	経口投与
投与量（mg）	50	200
未変化体の血中濃度時間曲線下面積（mg・hr／L）	0.5	0.3
代謝物の総尿中排泄量（未変化体換算量）（mg）	40	144

バイオアベイラビリティと初回通過効果

9

① 経口投与における（絶対的）バイオアベイラビリティ（%）を求めよ。

② 200 mg を経口投与したときの全身循環血に入る薬物量 Xo_{po}(mg) を求めよ。

③ 200 mg を経口投与したときの未変化体の尿中排泄量 Xu_{po}(mg) を求めよ。

④ 200 mg を経口投与したときの消化管透過率 F_a(%) を求めよ。

⑤ 200 mg を経口投与したときの初回通過効果により失われた薬物量 Xm_{po}(pre)(mg) を求めよ。

⑥ 200 mg を経口投与したときの肝抽出率 E_h(%) を求めよ。

（第 92 回国試　問 161 改変）

解説

① 経口投与における（絶対的）バイオアベイラビリティ（%）

$$F = \frac{\dfrac{AUC_{po}}{D_{po}}}{\dfrac{AUC_{iv}}{D_{iv}}} \quad より$$

$$F = \frac{\dfrac{0.3\,(mg \cdot hr/L)}{200\,(mg)}}{\dfrac{0.5\,(mg \cdot hr/L)}{50\,(mg)}} = 0.15 \quad \therefore \quad 15\%$$

② 200 mg を経口投与したときの全身循環に入る薬物量 Xo_{po}(mg)

$Xo_{po}(mg) = D_{po} \cdot F = 200\,(mg) \times 0.15 = 30\,(mg)$

または、

$Xo_{iv} : Xo_{po} = AUC_{iv} : AUC_{po}$ より

$50 : Xo_{po} = 0.5 : 0.3 \quad \therefore \quad Xo_{po} = 30\,(mg)$

③ 200 mg を経口投与したときの未変化体の尿中排泄量 Xu_{po}(mg)

$Xo_{iv} : Xu_{iv} = Xo_{po} : Xu_{po}$ より

$50 : 10 = 30 : Xu_{po} \quad \therefore \quad Xu_{po} = 6\,(mg)$

④ 200 mg を経口投与したときの消化管透過率 F_a(%)

$$F_a = \frac{Xu_{po} + Xm_{po}}{D_{po}} \quad より$$

49

$$F_a = \frac{(6+144)(\mathrm{mg})}{200\,(\mathrm{mg})} = 0.75 \quad \therefore \quad 75\%$$

⑤ 200 mg を経口投与したときの初回通過効果により失われた薬物量 $X\mathrm{m}_{\mathrm{po}}(\mathrm{pre})$（mg）

　経口投与後の尿中代謝物量 $X\mathrm{m}_{\mathrm{po}}$ は「初回通過効果で失われた量 $X\mathrm{m}_{\mathrm{po}}(\mathrm{pre})$」と「全身循環血に入った後に代謝された量 $X\mathrm{m}_{\mathrm{po}}(\mathrm{post})$」の和である。

$X\mathrm{m}_{\mathrm{po}} = X\mathrm{m}_{\mathrm{po}}(\mathrm{pre}) + X\mathrm{m}_{\mathrm{po}}(\mathrm{post})$

$X\mathrm{m}_{\mathrm{po}}(\mathrm{post}) = X\mathrm{o}_{\mathrm{po}} - X\mathrm{u}_{\mathrm{po}} = 30\,\mathrm{mg} - 6\,\mathrm{mg} = 24\,(\mathrm{mg})$

$X\mathrm{m}_{\mathrm{po}}(\mathrm{pre}) = X\mathrm{m}_{\mathrm{po}} - X\mathrm{m}_{\mathrm{po}}(\mathrm{post}) = 144\,\mathrm{mg} - 24\,\mathrm{mg} = 120\,(\mathrm{mg})$

⑥ 200 mg を経口投与したときの肝抽出率 E_h（%）

　この薬物は肝代謝と腎排泄のみで消失するので、消化管での代謝は無視できる。

したがって、肝臓での代謝率 $= \dfrac{120\,(\mathrm{mg})}{150\,(\mathrm{mg})} = 0.8 \quad \therefore \quad 80\%$

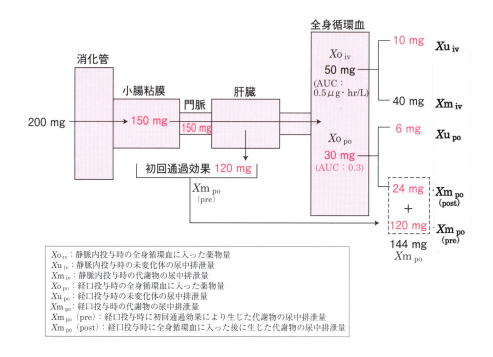

図1

解答　① 15%、② 30 mg、③ 6 mg、④ 75%、⑤ 120 mg、⑥ 80%

9

バイオアベイラビリティと初回通過効果

練習問題 1

(第 101 回国試　問 168)

薬物 A 10 mg を静脈内投与した後の血中濃度時間曲線下面積（AUC）は 250 μg・hr/L であり、尿中に未変化体として 5 mg が排泄された。また、10 mg を経口投与した後の AUC は 45 μg・hr/L であり、糞便中に未変化体として 2 mg が排泄された。薬物 A の小腸利用率（小腸アベイラビリティ）として適切なのはどれか。1 つ選べ。

ただし、薬物 A の消化管管腔中での代謝・分解は無く静脈内投与後は肝代謝と腎排泄によってのみ消失し、消化管管腔中への分泌、胆汁中排泄は無いものとする。また、薬物 A の体内動態には線形性が成り立つものとし肝血流速度は 80 L/h とする。

1　0.04　　2　0.2　　3　0.3　　4　0.6　　5　0.9

解説

① 静脈内投与後の AUC_{iv} と経口投与後の AUC_{po} から、バイオアベイラビリティ F を算出する。

$$F = \frac{\text{AUC}_{po}}{\text{AUC}_{iv}} = \frac{45\ (\mu g \cdot hr/L)}{250\ (\mu g \cdot hr/L)} = 0.18$$

したがって、$Xo_{po} = 10\ mg \times 0.18 = 1.8\ (mg)$
または
$\text{AUC}_{iv} : \text{AUC}_{po} = Xo_{iv} : Xo_{po}$ の関係から、Xo_{po} を算出する。
$250 : 45 = 10 : Xo_{po}$　　∴　$Xo_{po} = 1.8\ (mg)$

② 経口投与時の投与量と糞便中に未変化体として排泄された未変化体の量から、消化管粘膜透過率 F_a を算出する。

$$F_a = \frac{(10-2)\ (mg)}{10\ (mg)} = 0.8$$

③ 静脈内投与時の投与量 D_{iv} と AUC_{iv} から、全身クリアランス CL_{tot} を算出する。

51

$$CL_{\text{tot}} = \frac{D_{\text{iv}}}{\text{AUC}_{\text{iv}}} = \frac{10 \ (\text{mg})}{0.25 \ (\text{mg} \cdot \text{hr} / \text{L})} = 40 \ (\text{L} / \text{hr})$$

④ 尿中未変化体排泄率 A_{e} 及び尿中代謝物排泄率 $(1 - A_{\text{e}})$ から、それぞれ腎クリアランス CL_{r} 及び肝クリアランス CL_{h} を算出する。

$CL_{\text{r}} = 40 \ (\text{L} / \text{hr}) \times 0.5 = 20 \ (\text{L} / \text{hr})$

$CL_{\text{h}} = 40 \ (\text{L} / \text{hr}) \times 0.5 = 20 \ (\text{L} / \text{hr})$

⑤ 肝クリアランス CL_{h}、肝血流量 Q_{h} 及び肝抽出率 E_{h} の関係から、肝抽出率 E_{h} を算出する。

$CL_{\text{h}} = Q_{\text{h}} \times E_{\text{h}}$

$$E_{\text{h}} = \frac{CL_{\text{h}}}{Q_{\text{h}}} = \frac{20 \ \text{L} / \text{hr}}{80 \ \text{L} / \text{hr}} = 0.25$$

⑥ 肝抽出率 E_{h} と肝アベイラビリティ F_{h} の関係から、肝アベイラビリティ F_{h} を算出する。

$F_{\text{h}} = 1 - E_{\text{h}}$

$F_{\text{h}} = 1 - 0.25 = 0.75$

⑦ バイオアベイラビリティ F、消化管粘膜透過率 F_{a}、小腸アベイラビリティ F_{g} 及び肝アベイラビリティ F_{h} の関係から、小腸アベイラビリティ F_{g} を算出する。

$F = F_{\text{a}} \cdot F_{\text{g}} \cdot F_{\text{h}}$

$$F_{\text{g}} = \frac{F}{F_{\text{a}} \cdot F_{\text{h}}} = \frac{0.18}{0.8 \times 0.75} = 0.3$$

または、

⑧ ①より $Xo_{\text{po}} = 1.8 \ \text{mg}$、肝アベイラビリティ F_{h} は 0.75 なので、

$$門脈に移行した量 = \frac{1.8 \ (\text{mg})}{0.75} = 2.4 \ (\text{mg})$$

したがって、小腸アベイラビリティ F_{g} は

$$F_{\text{g}} = \frac{2.4 \ (\text{mg})}{8.0 \ (\text{mg})} = 0.3$$

バイオアベイラビリティと初回通過効果

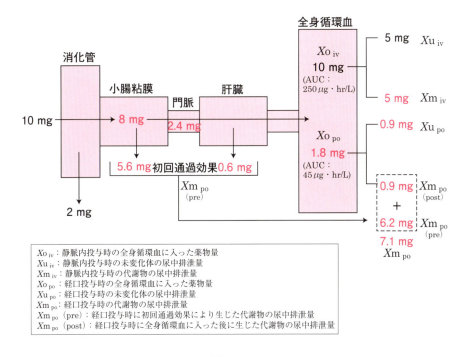

図2

解答　3

練習問題 2

（第99回国試　問173）

薬物Aの体内動態は線形1-コンパートメントモデルに従い、血中消失半減期は7時間、分布容積は20 Lである。この薬物10 mgを5時間ごとに繰り返し経口投与したところ、定常状態における平均血中濃度は0.8 μg/mLとなった。薬物Aの経口投与後のバイオアベイラビリティとして、最も近い値はどれか。1つ選べ。ただし、ln 2 = 0.693とする。

1　0.1　　2　0.2　　3　0.4　　4　0.6　　5　0.8

繰り返し経口投与時の定常状態における平均血中濃度 C_{ss} は、以下の式となる。

（p.66「12. 繰り返し経口投与と定常状態における平均血中濃度」を参照）

$$C_{ss} = \cfrac{\cfrac{F \cdot D_{po}}{\tau}}{CL_{tot}}$$

C_{ss}：定常状態における平均血中濃度　　F：バイオアベイラビリティ

D_{po}：経口投与時の維持量　　　　　　　τ：投与間隔

CL_{tot}：全身クリアランス

この式を変形して F を算出する。

$$F = \frac{C_{ss} \cdot CL_{tot} \cdot \tau}{D_{po}}$$

$$CL_{tot} = k_e \cdot V_d = \frac{0.693}{t_{1/2}} \cdot V_d$$

$$F = 0.8\ (\mu g/mL) \times \frac{0.693}{7\,(hr)} \times 20\ (L) \times \frac{5\ (hr)}{10\ (mg)} = 0.792$$

解答　5

10 繰り返し急速静脈内投与と定常状態における平均血中濃度

公式

（繰り返し静脈内投与における血中濃度）

$$C_0 = C_{ss,max} - C_{ss,min}$$

（蓄積率と定常状態における血中濃度）

$$R = \frac{1}{1 - e^{-k_e \cdot \tau}}$$

$$C_{ss,max} = C_{1,max} \cdot R = C_0 \times R = \frac{D_{iv}}{V_d} \cdot \frac{1}{1 - e^{-k_e \cdot \tau}}$$

$$C_{ss,min} = C_{1,min} \cdot R = \frac{D_{iv}}{V_d} \cdot \frac{e^{-k_e \cdot \tau}}{1 - e^{-k_e \cdot \tau}}$$

$$C_{ss,mean} = \frac{D_{iv}}{\tau \cdot CL_{tot}}$$

C_0：初期血中濃度　　　$C_{ss,max}$：定常状態最高血中濃度
$C_{ss,min}$：定常状態最低血中濃度　　　R：蓄積率
$C_{1,max}$：1回目投与直後の初期血中濃度（C_0）　　　$C_{1,min}$：2回目直前の濃度
k_e：消失速度定数　　　τ：投与間隔

　繰り返し静脈内投与するときの血中濃度推移は、単回静脈内投与後の血中濃度推移を重ね合わせることにより得られる（例題1参照）。

　投与直前の血中濃度に毎回同じ濃度（C_0）が加算されるため、定常状態では

　　$C_0 = C_{ss,max} - C_{ss,min}$ が成り立つ

　蓄積率 R とは、$C_{ss,max}$ が C_0 の何倍かを示す値である。

　$C_{ss,max}$ の $C_{1,max}$ に対する割合、$C_{ss,min}$ の $C_{1,min}$ に対する割合で表され、消失速度定数 k_e と投与間隔 τ によって決定される。

55

$$R = \frac{C_{\text{ss,max}}}{C_{1,\text{max}}} = \frac{C_{\text{ss,min}}}{C_{1,\text{min}}} = \frac{1}{1-e^{-k_e/\tau}}$$

さらに変形すると

$$R = \frac{1}{1-e^{-k_e/\tau}} = \frac{1}{1-\left(\dfrac{1}{2}\right)^{\frac{\tau}{t_{1/2}}}}$$

例えば、投与間隔τを消失半減期毎に反復静脈内投与した場合、次の通りになる。

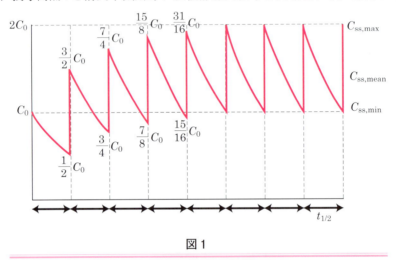

図1

定常状態での最高血中濃度は、$C_{\text{ss,max}} = 2C_0$
定常状態での最低血中濃度は、$C_{\text{ss,mean}} = C_0$
よって、1回投与直後の血中濃度 $C_{1,\text{max}} = C_0$ より

$$R = \frac{2C_0}{C_0} = 2$$

この時の蓄積率は2である。

1回目投与直後の初期血中濃度（C_0）に比較して、定常状態での最高血中濃度（$2C_0$）は2倍になっている。

また、定常状態平均血中濃度は、$C_{\text{ss,mean}} = \dfrac{D_{\text{iv}}}{CL_{\text{tot}} \cdot \tau} = \dfrac{\text{AUC}_{\text{iv}}}{\tau} = \dfrac{\text{AUC}_\tau}{\tau}$ と変換できる。投与間隔τと一定血中濃度から成る長方形の面積が AUC_τ あるいは AUC_{iv} と等しくなるように算出されたものが、定常状態平均血中濃度（$C_{\text{ss,mean}}$）である。

10 繰り返し急速静脈内投与と定常状態における平均血中濃度

例題 1

半減期1日の薬物を投与1回目の初期血中濃度1 μg/mLで、半減期毎に同じ投与量で繰り返し投与した場合、3回目の投与直後の血中濃度はいくらか。

半減期1日の薬物を投与1回目の初期血中濃度1 μg/mLで、半減期毎に同じ投与量で繰り返し投与した場合を図2と表に示す。3回目投与直後の血中濃度は、1回目投与2日後と2回目投与1日後と3回目投与直後の血中濃度の和（1.75 μg/mL）となる。

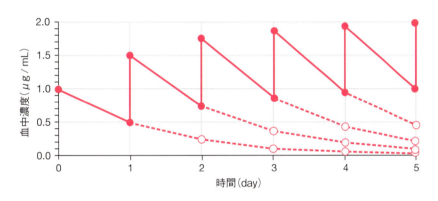

図2

		投与後の時間 (day)					
		0	1	2	3	4	5
血中濃度 (μg/mL)	1回目	1.00	0.50	0.25	0.13	0.06	0.03
	2回目		1.00	0.50	0.25	0.13	0.06
	3回目			1.00	0.50	0.25	0.13
	4回目				1.00	0.50	0.25
	5回目					1.00	0.50
	6回目						1.00
	合計	1.00	1.50	1.75	1.88	1.94	1.97

例題 2

薬物 A の体内動態は線形 1-コンパートメントモデルに従い、その消失速度定数（k_e）は 0.35 hr^{-1} である。薬物 A 100 mg を急速静脈内投与したところ、初期血中濃度（C_0）は 60 μg/mL であった。その後、投与間隔（τ）4 時間で薬物 A 100 mg の繰り返し急速静脈内投与を行った。$e^{1.4} = 4$ として、定常状態における最高血中濃度、最低血中濃度、平均血中濃度を求めよ。

解説

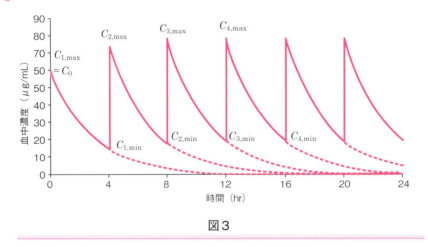

図3

蓄積率は以下の式で求められる。

$$R = \frac{1}{1-e^{-0.35 \times 4}} = \frac{1}{1-\dfrac{1}{e^{1.4}}} = \frac{1}{1-\dfrac{1}{4}} = \frac{4}{3}$$

定常状態最高血中濃度（$C_{ss,max}$）

文中より $C_0 = 60$（μg/mL）、上記計算より $R = \dfrac{4}{3}$ なので

$$C_{ss,max} = C_{1,max} \cdot R = C_0 \cdot R = 60(\mu g/mL) \times R = 60(\mu g/mL) \times \frac{4}{3}$$

$$= 80(\mu g/mL)$$

定常状態最低血中濃度（$C_{ss,min}$）

$C_{1,min} = C_{1,max} \cdot e^{-k_e \cdot \tau}$ より

$$C_{ss,min} = C_{1,max} \cdot e^{-k_e \cdot \tau} \cdot R$$

$$C_{1,max} = C_0 \text{ より}$$

$$C_{ss,min} = C_0 \cdot e^{-k_e \cdot \tau} \cdot R$$

文中より $C_0 = 60(\mu g/mL)$、$k_e = 0.35(hr^{-1})$、$\tau = 4(hr)$、上記計算より $R = \dfrac{4}{3}$ を代入して、

$$C_{ss,min} = 60(\mu g/mL) \times e^{-0.35 \times 4} \times \frac{4}{3}$$

$$= 60(\mu g/mL) \times e^{-1.4} \times \frac{4}{3}$$

$$= 60(\mu g/mL) \times \frac{1}{e^{1.4}} \times \frac{4}{3}$$

$$= 60(\mu g/mL) \times \frac{1}{4} \times \frac{4}{3}$$

$$= 20(\mu g/mL)$$

定常状態平均血中濃度（$C_{ss,mean}$）

$$C_{ss,mean} = \frac{D_{iv}}{\tau \cdot CL} = \frac{D_{iv}}{\tau \cdot k_e \cdot Vd} = C_0 \cdot \frac{1}{\tau \cdot k_e}$$

文中より $C_0 = 60(\mu g/mL)$、$\tau = 4(hr)$、$k_e = 0.35(hr^{-1})$ なので、

$$= 60(\mu g/mL) \times \frac{1}{4(\mu g) \times 0.35(hr^{-1})} = 42.9(\mu g/mL)$$

解答　$C_{ss,min} = 20\ \mu g/mL$、$C_{ss,max} = 80\ \mu g/mL$、$C_{ss,mean} = 42.9\ \mu g/mL$

練習問題 1

（第 94 回国試　問 162）

消失半減期 10 時間の薬物を定常状態に達するまで、消失半減期毎に繰り返し静脈内投与するとき、2 回目の投与直前の血中濃度を測定したところ 14 $\mu g/mL$ であった。定常状態での最低血中濃度を計算せよ。ただし、定常状態での最低血中濃度は次の式で表される。

$$C_{ss,min} = \frac{D}{V_d} \left(\frac{e^{-k_e \cdot \tau}}{1 - e^{-k_e \cdot \tau}} \right)$$

D は投与量、V_d は分布容積、k_e は消失速度定数、τ は投与間隔である。

解説

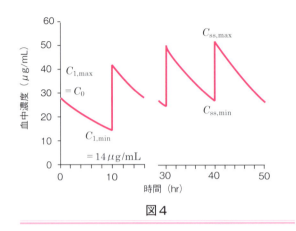

図4

題意より半減期毎の投与であるので蓄積率 $R = 2$ となる（p.56）。

したがって、この場合の定常状態最低血中濃度 $C_{ss,min} = C_{1,min} \times R = \dfrac{C_0}{2} \cdot 2 = C_0$ となる。

（なおこの場合の定常状態最高血中濃度 $C_{ss,max} = C_{1,max} \times R = C_0 \times 2 = 2 \cdot C_0$ である）

また、1回目投与直後の血中濃度 $C_{1,max}$ から、2回目投与直前の血中濃度 $C_{1,min}$ まで半減期分の時間が経過しているので、$C_0 = 2 \times C_{1,min}$ である。

題意より $C_{1,min} = 14\,(\mu g/mL)$ であるので、

$C_{ss,min} = C_0 = C_{1,min} \times 2 = 14 \times 2 = 28\,\mu g/mL$

解答 $28\,\mu g/mL$

練習問題 2　　　（第91回国試　問161）

ある薬物 300 mg をヒトに静脈内投与したところ、下図の片対数グラフに示す血中濃度と時間の関係が得られた。この薬物を6時間ごとに 300 mg をくり返し急速静脈内投与して得られる定常状態での平均血中薬物濃度（$\mu g/mL$）を計算せよ。ただし、$\ln 2 = 0.693$ とする。

繰り返し急速静脈内投与と定常状態における平均血中濃度

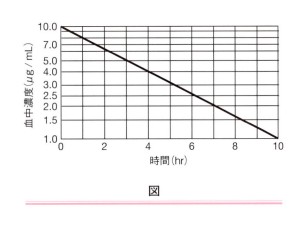

図

解説

平均血中薬物濃度は $C_{ss,mean} = \dfrac{D_{iv}}{\tau \cdot CL_{tot}} = \dfrac{D_{iv}}{\tau \cdot k_e \cdot V_d}$ で表される。

文中およびグラフより、

$\tau = 6\,(\mathrm{hr})$、$k_e = \dfrac{0.693}{t_{1/2}} = \dfrac{0.693}{3\,(\mathrm{hr})}$、$V_d = \dfrac{D_{iv}}{C_0} = \dfrac{300\,(\mathrm{mg})}{10\,(\mathrm{mg/L})}$ であるので、

$$C_{ss,mean} = \dfrac{D_{iv}}{\tau \cdot k_e \cdot V_d} = \dfrac{300\,(\mathrm{mg})}{6\,(\mathrm{hr}) \cdot \dfrac{0.693}{3\,(\mathrm{hr})} \cdot \dfrac{300\,(\mathrm{mg})}{10\,(\mathrm{mg/L})}} = 7.2\,\mu\mathrm{g/mL}$$

解答 7.2 μg/mL

11 繰り返し急速静脈内投与と維持投与速度

公式

$$D_L = C_{ss,max} \cdot V_d = D_r \cdot R$$

$$\frac{D_r}{\tau} = C_{ss,mean} \cdot CL_{tot}$$

D_L：負荷投与量　　$C_{ss,max}$：定常状態最高血中濃度　　V_d：分布容積
D_r：維持投与量　　R：蓄積率　　τ：投与間隔
$C_{ss,mean}$：定常状態平均血中濃度　　CL_{tot}：全身クリアランス

負荷投与量について

　維持投与量のみで繰り返し投与した場合、定常状態に到達するまでに半減期の4～5倍の時間を要する。速やかに定常状態を達成する必要がある場合には、繰り返し投与の第1回目に初期血中濃度が定常状態最高血中濃度と等しくなるように負荷投与（$D_L = C_0 \cdot V_d = C_{ss,max} \cdot V_d$）を行い、2回目から維持投与量に切り替える。また、$C_{ss,max} = \dfrac{D_f}{V_d} \cdot R$ であるため、$D_L = D_r \cdot R$ となる。

維持投与量について

　定常状態における体内からの薬物の消失速度は、$\dfrac{dX}{dt} = C_{ss,mean} \cdot CL_{tot}$ で表される。血中濃度を維持するためには、投与間隔内で消失した薬物量を補充すればよい。つまり、維持投与速度 $\dfrac{D_r}{\tau}$ と、定常状態における体内からの薬物の消失速度 $\dfrac{dX}{dt} = C_{ss,mean} \cdot CL_{tot}$ は等しいという式が成立する。

例題

　半減期6時間、分布容積72 Lの薬物を12時間毎に急速静脈内投与して、定常状態平均血中濃度を5 μg/mL とするための維持投与量はいくらか。また、投与初期から定常状態に到達させるための負荷投与量はいくらか。

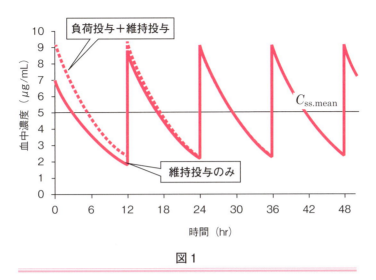

図1

維持投与量

維持投与量は、$D_{iv} = C_{ss, mean} \cdot CL_{tot} \cdot \tau$ で表される。

$CL_{tot} = k_e \cdot V_d$ である。また題意より、$k_e = \dfrac{0.693}{6\,(hr)}$、$V_d = 72\,(L)$、$\tau = 12\,(hr)$ なので $D_{iv} = 5\,(mg/L) \times \dfrac{0.693}{6\,(hr)} \times 72\,(L) \times 12\,(hr) = 499\,mg \fallingdotseq 500\,mg$

負荷投与量

負荷投与量は、$D_L = D_r \cdot R = D_r \cdot \dfrac{1}{1 - e^{-k_e \cdot \tau}}$ で表される。また、題意より半減期の2倍の投与間隔であるため、$\tau = n \cdot t_{1/2}$ の形にすると、

$$D_L = D_r \cdot R = D_r \cdot \dfrac{1}{1 - \left(\dfrac{1}{2}\right)^n} = D_r \cdot \dfrac{1}{1 - \left(\dfrac{1}{2}\right)^2}$$ である。

したがって、

$$D_L = 500\,(mg) \cdot \dfrac{1}{1 - \dfrac{1}{4}} = 667\,(mg)$$

解答 維持投与量 $D_r = 500$ mg、負荷投与量 $D_L = 667$ mg

練習問題 1　　　　　　　　　　（第 103 回国試　問 275）

　50 歳男性。体重 70 kg。血清アルブミン値 4.1 g/dL、血清クレアチニン値 2.0 mg/dL。重症の MRSA 院内感染によりバンコマイシン塩酸塩を 1 日 1 回間欠点滴投与することになった。初回は負荷投与する予定である。この患者におけるバンコマイシンの分布容積は 0.7 L/kg、半減期は 24 時間と見積もられている。血液培養の結果、バンコマイシンによる最小発育阻止濃度（MIC）は 1.0 μg/mL であった。

　2 回目投与直前のバンコマイシンの血中濃度が 10 μg/mL となることを想定し、バンコマイシン塩酸塩の初回負荷投与を行いたい。また、定常状態におけるトラフ値を 15 μg/mL としたい。バンコマイシンの負荷投与量と維持投与量を計算せよ。ただし、投与量の計算において、投与に要する時間は投与間隔に対して無視できるほど短いものとし、投与中における体内からのバンコマイシンの消失は無視できるものとする。

解説

　ある投与間隔を設けて反復投与することを「間欠投与」という。下線部の記述より、点滴投与ではあるが、点滴により注入された薬物量を急速静脈内投与により投与した場合に置き換えて考えることが可能である。

　文中の「1 日 1 回投与」および「半減期は 24 時間」より、半減期毎の投与であることが分かる。「2 回目投与直前の血中濃度を 10 μg/mL となるように負荷投与する」という題意より、負荷投与による初期血中濃度は 2 回目投与直前 $C_{1,\min}$ の 2 倍となるため、負荷投与投与量

$$D_L = C_0 \cdot V_d = 2 \times C_{1,\min} \times V_d = 2 \times 10\,(\mu g/mL) \times 0.7\,(L/kg) \times 70\,(kg)$$
$$= 980\,(mg)$$

　維持投与量は、定常状態最低血中濃度に基づいて設定するという題意より

$$C_{ss,mean} = \frac{D}{V_d} \cdot \frac{e^{-k_e \cdot \tau}}{1 - e^{-k_e \cdot \tau}} = \frac{D}{V_d} \cdot \frac{\left(\frac{1}{2}\right)^n}{1 - \left(\frac{1}{2}\right)^n} = \frac{D}{V_d}$$

繰り返し急速静脈内投与と維持投与速度

ただし、$\tau = n \times t_{1/2}$、題意より $n=1$
（半減期毎の投与では、$C_{ss,min}=C_0$、$C_{ss,max}=2 \cdot C_0$ は覚えておこう）

$$D_r = C_{ss,min} \cdot V_d = 15\ (\mu g/mL) \times 0.7\ (L/kg) \times 70\ (kg) = 735\ (mg)$$

解答　負荷投与量 $D_L = 980$ mg、維持投与量 $D_r = 735$ mg

12 繰り返し経口投与と定常状態における平均血中濃度（経口投与時の定常状態の平均血中濃度を求める式）

公式

$$\overline{C_{ss}} = \frac{\mathrm{AUC}}{\tau} = \frac{F \cdot D_{\mathrm{po}}}{CL_{\mathrm{tot}} \cdot \tau}$$

$\overline{C_{ss}}$：定常状態の平均血中濃度（μg/mL）
AUC：1回経口投与後の血中濃度時間曲線下面積（μg・hr/mL）
τ：投与間隔（hr）
F：バイオアベイラビリティ
D_{po}：経口投与量（mg）
CL_{tot}：全身クリアランス（mL/hr）

繰り返し経口投与したときの平均血中濃度は、投与間隔時間での血中薬物濃度の平均値となり、投与間隔時間の血中濃度時間曲線下面積（AUC）を投与間隔時間で除して示される。AUC は、体内に入ってくる薬物量を全身クリアランスで除して求められ、経口投与の場合、体内に入ってくる薬物量は投与量（D）とバイオアベイラビリティ（F）の積となり、定常状態の平均血中濃度を求めることができる。

例題

65 歳男性。心房細動による頻脈のため、ジゴキシンによる治療を受けている。この患者におけるジゴキシンの全身クリアランスは 6.0 L/hr、経口投与時のバイオアベイラビリティは 75％である。定常状態平均血中濃度を 1.0 ng/mL に維持するための 1 日当たりの経口投与量（mg/day）を求めなさい。

解説

1 日当たりの経口投与量を求めるので、τ =1 day である。すなわち、D_{po}(mg) / τ(day) を求める。設問中で提示されているパラメータとして、ジゴキシンの全身クリアランス（CL_{tot}）は 6.0 L/hr、バイオアベイラビリティ（F）は 75％、定常状態平均血中濃度（$\overline{C_{ss}}$）は 1.0 ng/mL である。CL_{tot} は 6.0・L/hr なので、1 day に換算すると、

6.0（L/hr）= 6.0（L）× 24/（day）= 144（L/day）となる。

66

公式に当てはめて計算する。

$$\overline{C_{ss}} = \frac{D_{po} \cdot F}{CL_{tot} \cdot \tau} \qquad \frac{D_{po}}{\tau} = \frac{CL_{tot} \cdot \tau \cdot \overline{C_{ss}}}{F}$$

$$\frac{D_{po}}{\tau} = \frac{144\ (\mathrm{L/day}) \cdot 1.0\ (\mathrm{ng/mL})}{0.75} = \frac{144\ (\mathrm{L/day}) \cdot 1.0\ (\mu\mathrm{g/L})}{0.75}$$
$$\fallingdotseq 192\ (\mu\mathrm{g/day}) = 0.192\ (\mathrm{mg/day})$$

解答　0.192 mg/day

練習問題 1 （第 102 回国試　問 171）

ある薬物を含む散剤（薬物 100 mg/g）を繰り返し経口投与し、定常状態における平均血中濃度を 2.0 μg/mL としたい。投与間隔を 8 時間とするとき、1 回あたりの散剤の投与量（g）として最も適切なのはどれか。1 つ選べ。ただし、この薬物の体内動態は線形 1-コンパートメントモデルに従い、全身クリアランスは 120 mL/min、この散剤における薬物のバイオアベイラビリティは 80％とする。

1　0.18　　2　0.36　　3　0.92　　4　1.2　　5　1.4

繰り返し経口投与時の、投与量を求める問題である。まず、原薬としての投与量を求め、それから、製剤量を求める。パラメータの単位を合わせて計算することに留意する。使用する公式は、経口投与時の定常状態の平均血中濃度を求める式を変換する。

$$\overline{C_{ss}} = \frac{\mathrm{AUC}}{\tau} = \frac{F \cdot D_{po}}{CL_{tot} \cdot \tau}$$

$$D_{po} = \frac{CL_{tot} \cdot \tau \cdot \overline{C_{ss}}}{F}$$

設問より、定常状態における平均血中濃度を 2.0 μg/mL、全身クリアランスは 120 mL/min、投与間隔は 8 hr、バイオアベイラビリティは 80％である。全身クリアランスは、投与間隔の時間（hr）当たりに換算し、120 mL/min ＝ 120 mL × 60/hr とすることに留意する。
したがって、原薬としての投与量は、下記の式のとおり、144 mg となる。

$$D_{po} = \frac{120\ (\mathrm{mL}) \times 60\ (\mathrm{min/hr}) \cdot 8\ (\mathrm{hr}) \cdot 2.0\ (\mu\mathrm{g/mL})}{0.8} = 144{,}000\ (\mu\mathrm{g}) = 144\ (\mathrm{mg})$$

設問の製剤は、薬物 100 mg/g の 10％散であるから、

144（mg）×10＝1440（mg）　すなわち、1.44（g）となる。

製剤量の算出法の別解として、0.1（g）：1.0（g）＝0.144（g）：x（g）の比例計算より解くことも可能である。

解答	5

練習問題 2

（第 101 回国試　問 271）

　成人男性に対して薬物イマチニブメシル酸塩を 12 時間毎に繰り返し経口投与するとき、定常状態における血中濃度のトラフ値が 1,000 ng/mL となる 1 回あたりの投与量はどれか。1 つ選べ。ただし、この薬物の体内動態は線形 1-コンパートメントモデルに従うものとし、100 mg を単回経口投与したときの最高血中濃度は 400 ng/mL、血中消失半減期は 12 時間とする。また、本剤の吸収は速やかであり、吸収にかかる時間は無視できるものとする。

1　125 mg　　2　250 mg　　3　375 mg　　4　500 mg　　5　625 mg

解説

　設問中の、「また、本剤の吸収は速やかであり、吸収にかかる時間は無視できるものとする。」の 1 文より、経口投与であるが、静脈内繰り返し投与と同じと考えて解く。

　イマチニブメシル酸塩の血中消失半減期は 12 時間であり、繰り返し投与時の投与間隔は消失半減期となる。静脈内繰り返し投与時、消失半減期が投与間隔となる場合、投与初回直後の血中濃度 C_0 と、定常状態における血中濃度のトラフ値（最低血中濃度）$C_{ss,min}$ は、初回投与直後の血中濃度と同じ濃度（$C_0 = C_{ss,min}$）となる。

12 繰り返し経口投与と定常状態における平均血中濃度（経口投与時の定常状態の平均血中濃度を求める式）

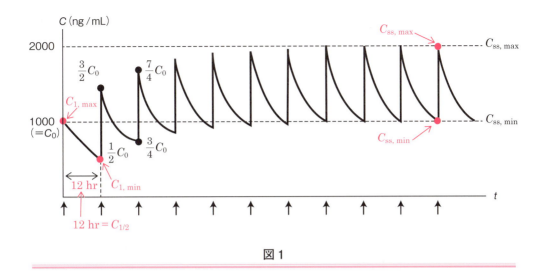

図1

　設問にて、「血中濃度のトラフ値が 1,000 ng/mL となる」と記載があるため、この設問では、初回投与直後の血中濃度（C_0）が 1,000 ng/mL となる投与量を求めればよい。文中から、100 mg を単回経口投与したときの最高血中濃度は 400 ng/mL となるため、比例計算より求めることができる。

　100（mg）：400（ng/mL）＝ x（mg）：1000（ng/mL）

　x（mg）＝ 250（mg）

解答　2

関連公式

　投与間隔 ＝ $t_{1/2}$ での繰り返し投与時、1回目投与直後の血中濃度（C_0）と定常状態の最高血中濃度（$C_{ss,max}$）の比は

$$\frac{C_{ss,max}}{C_{ss,min}} = 2 \quad C_0 = C_{ss,min} \quad 2C_0 = C_{ss,max}$$

$C_0 = \dfrac{D_{iv}}{V_d}$　　D：静脈内投与時の投与量　　V_d：分布容積

13 点滴静注と
定常状態における血中濃度

公式

$$C_{ss} = \frac{k_0}{CL_{tot}}$$

C_{ss}：定常状態における血中濃度　　k_0：点滴速度
CL_{tot}：全身クリアランス

点滴静注開始後、血中薬物濃度は上昇し、定常状態では、薬物の投与速度＝消失速度となり、血中薬物濃度は一定となる。この定常状態における血中濃度（C_{ss}）は、公式のように点滴速度（k_0）と全身クリアランス（CL_{tot}）によって決まる。

例題

心筋梗塞の男性患者（70 kg）にリドカインを点滴静注し、定常状態において4 μg/mL の血中濃度になるための点滴静注速度（mg/min）を求めなさい。ただし、この患者のリドカインの全身クリアランスは 10 mL/min/kg である。

解説

問題文から、この患者の体重当たりの全身クリアランスは 10 mL/min/kg、体重は70 kg であることが分かる。この患者当たりの全身クリアランス（mL/min）を求めると、全身クリアランス CL_{tot}（mL/min）＝体重 70（kg）×体重当たりの全身クリアランス10（mL/min/kg）＝700（mL/min）となる。

定常状態における血中濃度を 4 μg/mL としたいので、定常状態における血中濃度C_{ss} ＝ 4（μg/mL）と、上記で求めた全身クリアランス CL_{tot} ＝ 700（mL/min）を公式に代入して点滴速度 k_0 を求める。

$$定常状態における血中濃度 C_{ss} = \frac{点滴速度 k_0}{全身クリアランス CL_{tot}}$$

70

点滴静注と定常状態における血中濃度

$$4(\mu g / mL) = \frac{k_0}{700(mL / min)}$$

$$k_0 = 4(\mu g / mL) \times 700(mL / min)$$
$$= 2800(\mu g / min) = 2.8(mg / min)$$

よって、この患者のリドカインの定常状態血中濃度を $4 \, \mu g / mL$ に保つための点滴静注速度は、$2.8 \, mg / min$ となる。

解答　2.8 mg / min

練習問題 1 （第 99 回国試　問 275）

　36 歳男性。体重 70 kg。気管支ぜん息の治療中である。吸入ステロイド薬で良好にコントロールされていたが、急性発作により、夜間救急を受診した。サルブタモール硫酸塩の吸入を反復したが改善せず、アミノフィリン点滴静注の処方が出された。

　この患者における定常状態での血中テオフィリン濃度を $15 \, \mu g / mL$ としたい。テオフィリンの点滴静注速度（mg / hr）として適切な値はどれか。1 つ選べ。

　ただし、この患者におけるテオフィリンの血中消失半減期は 7 時間、分布容積は 32 L、ln2 = 0.693 とする。

1　12　　2　24　　3　36　　4　48　　5　60

解説

　この患者の定常状態における血中テオフィリン濃度を $15 \, \mu g / mL$ とするための点滴静注速度を求めるためには、この患者のテオフィリンの全身クリアランスを求め、公式の定常状態における血中濃度 $C_{ss} = \dfrac{点滴速度 \, k_0}{全身クリアランス \, CL_{tot}}$ に代入すればよい。

　問題文より、この患者のテオフィリンの血中消失半減期は 7 時間、分布容積は 32 L であり、ln2 = 0.693 とすることがわかる。消失速度定数 $k_e = \dfrac{0.693}{消失半減期}$ である。

消失速度定数 $k_e = \dfrac{0.693}{7 \, (hr)} = 0.099 \fallingdotseq 0.1(hr^{-1})$ より、この患者のテオフィリンの消失速度定数 k_e は $0.1 \, hr^{-1}$ であると計算できる。全身クリアランス＝消失速度定数×分布容積であるので、全身クリアランス $CL_{tot} =$ 消失速度定数（$0.1 \, hr^{-1}$）×分布容積 32（L）

71

＝ 3.2（L/hr）より、この患者のテオフィリンの全身クリアランス CL_{tot} は 3.2 L/hr であることが計算できる。

また、定常状態における血中テオフィリン濃度の目標値は C_{ss} ＝ 15 μg/mL ＝ 15 mg/L である。

公式の定常状態における血中濃度 $C_{ss} = \dfrac{点滴速度\ k_0}{全身クリアランス\ CL_{tot}}$ に、全身クリアランス CL_{tot} ＝ 3.2 L/hr と 定常状態血中濃度 C_{ss} ＝ 15 mg/L を代入して点滴速度 k_0 を求める。

$$定常状態における血中濃度\ C_{ss} = \dfrac{点滴速度\ k_0}{全身クリアランス\ CL_{tot}}$$
$$15(\text{mg/L}) = k_0 / 3.2(\text{L/hr})$$
$$k_0 = 15(\text{mg/L}) \times 3.2(\text{L/hr}) = 48(\text{mg/hr})$$

よって、この患者のテオフィリンの定常状態血中濃度を 15 μg/mL に保つための点滴静注速度は、48 mg/hr となる。

解答 4

練習問題 2 （第 97 回国試 問 172）

ある薬物 100 mg をヒトに静脈内投与したところ、下の片対数グラフに示す血中濃度推移が得られた。この薬物を 50 mg/hr の速度で定速静注するとき、投与開始 2 時間後の血中薬物濃度（μg/mL）に最も近い値はどれか。1 つ選べ。

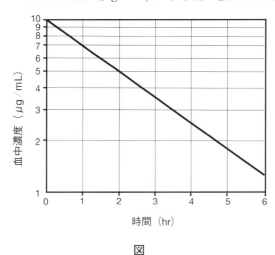

図

1　1.8　　2　3.6　　3　7.2　　4　14.4　　5　28.8

点滴静注と定常状態における血中濃度

13

解説

　グラフの血中濃度推移から、初濃度 C_0（時間 0 hr における血中濃度）が 10 μg/mL、2 時間後の血中濃度が 5 μg/mL であることが読みとれる。よって、2 時間で血中濃度が半減しているので、この薬物の消失半減期は 2 時間であることがわかる。消失速度定数 $= \dfrac{0.693}{消失半減期} = \dfrac{0.693}{2\,(\text{hr})} = 0.3465\,(\text{hr}^{-1})$ より、この薬物の消失速度定数は 0.3465 hr^{-1} であることが計算できる。

　初濃度 $C_0 = 10$ μg/mL $= 10$ mg/L、投与量 100 mg であるので、分布容積 $= \dfrac{投与量}{初濃度} = \dfrac{100\,(\text{mg})}{10\,(\text{mg/L})} = 10$ L より、分布容積は 10 L であることが計算できる。

　消失速度定数と分布容積を用いて全身クリアランス CL_{tot} を求めると、全身クリアランス $CL_{\text{tot}} = $ 消失速度定数 × 分布容積 $= 0.3465\,(\text{hr}^{-1}) \times 10$ L $= 3.465\,(\text{L/hr})$ より、全身クリアランス CL_{tot} は 3.465 L/hr であることが計算できる。

　50 mg/hr の速度で定速静注するときの定常状態における血中濃度 C_{ss} を求めると、

$$C_{\text{ss}} = \frac{点滴速度\ k_0}{全身クリアランス}$$

$$= \frac{50\,(\text{mg/hr})}{3.465\,(\text{L/hr})} = 14.4\cdots\,(\text{mg/L})$$

よって、50 mg/hr の速度で定速静注するときの定常状態における血中濃度 C_{ss} は、14.4 mg/L である。

　問題では、50 mg/hr の速度で定速静注するとき、投与開始 2 時間後の血中薬物濃度（μg/mL) を求める。定速静注を開始して、消失半減期分の時間が経過したときの血中濃度は、定常状態における血中濃度の半分に到達する。定常状態血中濃度は 14.4 mg/L であるので、投与開始 2 時間後の血中薬物濃度は、定常状態血中濃度 $\times \dfrac{1}{2} = 14.4$ mg/L $\times \dfrac{1}{2} = 7.2$ mg/L と計算できる。よって、この薬物を 50 mg/hr の速度で定速静注するとき、投与開始 2 時間後の血中薬物濃度（μg/mL) に最も近い値は、選択肢 3 の 7.2 mg/L となる。

解答	3

14 線形2-コンパートメントモデルに基づいた解析

公式

$$C = A \cdot e^{-\alpha t} + B \cdot e^{-\beta t}$$

$$C_0 = A + B$$

C：血中薬物濃度　　A：α相の外挿線が濃度軸と交わる点
B：β相の外挿線が濃度軸と交わる点　　α：α相の傾き　　β：β相の傾き

　2-コンパートメントモデルに従う薬物の血中濃度推移は、投与終了後急激に消失する相と、ゆるやかに消失する2相性を示す（図1）。投与終了後、血中薬物が急激に消失する相を分布相（α相）といい、末梢コンパートメントへの分布が完了してゆるやかに血中薬物が消失する相を消失相（β相）という。血中濃度と瞬時に平衡に達するコンパートメントを中央（体循環）コンパートメントという。2-コンパートメントモデル解析では、血中濃度との平衡到達に時間を要する組織を含むコンパートメントが追加される。このもう1つのコンパートメントを、末梢コンパートメントという。薬物静注時の2-コンパートメントモデルによる血中薬物濃度の推移を図2に示す。

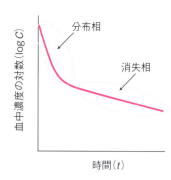
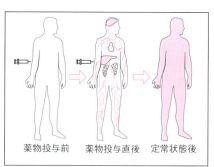

（B. H. Dvorchik, Clin. Chem, 22, 870 1976より改変）

図1　2相性の血中濃度，線形2-コンパートメントモデルの分布模式図と推移

14 線形2-コンパートメントモデルに基づいた解析

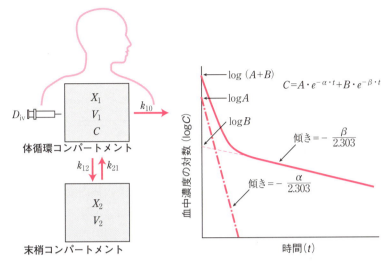

図2　線形2-コンパートメントモデルと血中濃度推移

X_1：体循環コンパートメントの薬物量
V_1：体循環コンパートメントの分布容積
X_2：末梢コンパートメントの薬物量
V_2：末梢コンパートメントの分布容積

例題

ある薬物の静脈内投与終了後の体内動態は線形2-コンパートメントモデルに従い、α相(分布相)の半減期は10分、β相(消失相)の半減期は100分であった。分布相と消失相における消失速度定数をそれぞれ求めなさい。

解説

この薬物は静脈内投与終了後、半減期 10 min で急激に減少した後、半減期 100 min でゆるやかに減少する。その速度定数（hr^{-1}）は $\dfrac{0.693}{半減期(hr)}$ で求めることができる。分布相と消失相の半減期を用いて、下記のように消失速度定数をそれぞれ求めることができる。

$$分布相の消失速度定数 = \frac{0.693}{10\ (\mathrm{min})} = 0.0693\ (\mathrm{min}^{-1})$$

$$消失相の消失速度定数 = \frac{0.693}{100\ (\mathrm{min})} = 0.00693\ (\mathrm{min}^{-1})$$

解答	分布相の消失速度定数　0.0693（min^{-1}）
	消失相の消失速度定数　0.00693（min^{-1}）

練習問題 1

（第 98 回国試　問 274）

53 歳男性。体重 50 kg。胃がんと診断され、テガフール・ギメラシル・オテラシルカリウム配合剤とシスプラチンとの併用療法が施行されることになった。

この患者において、シスプラチンの点滴静注終了後の体内動態は線形 2-コンパートメントモデルに従い、α相（分布相）の半減期は 10 分、β相（消失相）の半減期は 42 時間であった。片対数グラフに示す血清中濃度推移として、最も適切なのはどれか。1 つ選べ。

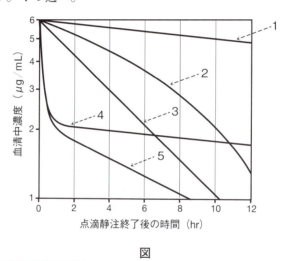

図

解説

線形 2-コンパートメントモデルに従う薬物の血清中濃度推移は、投与終了後急激に消失する分布相と、ゆるやかに消失する消失相の 2 相性を示す。この 2 相性の消失を示すグラフは、選択肢 4 または 5 である。

α相（分布相）の半減期は 10 分、β相（消失相）の半減期は 42 時間であることから、投与終了直後の 6 μg/mL から 3 μg/mL まで減少するのに 10 分、分布完了後、血清中濃度が 2 μg/mL から 1 μg/mL に減少するまで 42 時間かかることがわかる。選択肢 4 と 5 のグラフはともに、投与終了直後の 6 μg/mL から 3 μg/mL まで減少するのに 10 分（1/6 時間）程度かかっている。分布完了後、血清中濃度が 2 μg/mL から 1

線形 2-コンパートメントモデルに基づいた解析

μg/mL に減少するまで選択肢 5 では 10 時間以内であるが、選択肢 4 では 10 時間以上で、42 時間程度であることが推定できる。したがって、正解は選択肢 4 のグラフとなる。

解答 4

練習問題 2　　　　　　　　　　　　　　　　　（第 100 回国試　問 273）

> メチシリン耐性黄色ブドウ球菌（MRSA）感染症の患者に対しバンコマイシンが投与されていたが、効果が得られなかったため、テイコプラニンの使用に関して医師と協議した。
>
> テイコプラニンの静脈内投与終了後の血中濃度推移について、分布終了後の遅い時間（消失相）の血中濃度データを用いて線形 1-コンパートメントモデルで解析した場合と、初期の分布相のデータも含めて線形 2-コンパートメントモデルで解析した場合では、得られる薬物動態パラメータの値が異なる。薬物動態パラメータの関係について正しい記述はどれか。**2 つ選べ。**
>
> 1　2-コンパートメントモデルから得られる全身クリアランスは、1-コンパートメントモデルから得られる値よりも小さい。
>
> 2　2-コンパートメントモデルにより推定される投与終了直後の血中濃度は、1-コンパートメントモデルから得られる値よりも小さい。
>
> 3　2-コンパートメントモデルから得られる中央コンパートメントの分布容積は、1-コンパートメントモデルから得られる分布容積よりも小さい。
>
> 4　2-コンパートメントモデルから得られる消失相の半減期は、1-コンパートメントモデルから得られる半減期よりも短い。
>
> 5　2-コンパートメントモデルから得られる血中濃度時間曲線下面積は、1-コンパートメントから得られる値よりも小さい。

解説

選択肢 1　「2-コンパートメントモデルから得られる全身クリアランスは、1-コンパートメントモデルから得られる値よりも小さい。」　**正**：2-コンパートメントモデルで解析する際、投与終了後初期の分布相における血中濃度は、分布終了後の遅い時間の消失相を直線的に外挿した濃度より高くなる。したがって、初期の分布相のデータも含めて線形 2-コンパートメントモデルで解析した血中濃度時間曲線下面積 AUC は、分布終了後の遅い時間（消失相）の血中濃度データを用いて線形 1-コンパートメントモデル

で解析した血中濃度時間曲線下面積 AUC より大きくなる。全身クリアランスは投与量／血中濃度時間曲線下面積 AUC で表され、2-コンパートメントモデルから得られる全身クリアランスは、1-コンパートメントモデルから得られる値よりも小さくなる。

選択肢2 「2-コンパートメントモデルにより推定される投与終了直後の血中濃度は、1-コンパートメントモデルから得られる値よりも小さい。」**誤**：2-コンパートメントモデルから得られる投与直後の血中濃度は投与量／中央（体循環）コンパートメント分布容積で表される。分布終了後の遅い時間（消失相）の血中濃度データを用いて線形1-コンパートメントモデルで解析した初濃度から得られる分布容積は、中央（体循環）コンパートメントと末梢コンパートメントの分布容積の和となる。したがって、2-コンパートメントモデルにより推定される投与終了直後の血中濃度は、1-コンパートメントモデルから得られる値よりも大きくなる。

選択肢3 「2-コンパートメントモデルから得られる中央コンパートメントの分布容積は、1-コンパートメントモデルから得られる分布容積よりも小さい。」 **正**：上述の通り、中央（体循環）コンパートメントと末梢コンパートメントの分布容積の和が、1-コンパートメントから得られる分布容積に等しい。したがって2-コンパートメントモデルから得られる中央コンパートメントの分布容積は、1-コンパートメントモデルから得られる分布容積(中央コンパートメント分布容積＋末梢コンパートメント分布容積)よりも小さい。

選択肢4 「2-コンパートメントモデルから得られる消失相の半減期は、1-コンパートメントモデルから得られる半減期よりも短い。」 **誤**：2-コンパートメントモデルから得られる消失相の半減期は、1-コンパートメントモデルから得られる半減期と等しい。

選択肢5 「2-コンパートメントモデルから得られる血中濃度時間曲線下面積は、1-コンパートメントから得られる値よりも小さい。」 **誤**：2-コンパートメントモデルから得られる血中濃度時間曲線下面積 AUC は大きくなる。これは、2-コンパートメントモデルで解析する分布相での血中濃度が、1-コンパートメントモデルで解析するより高くなるためである。

| 解答 | 1、3 |

15 非線形薬物の消失速度の計算

公式

$$F \times D = \frac{V_{\max} \cdot C}{K_m + C} \quad \cdots\cdots\cdots ①$$

F：バイオアベイラビリティ　　D：定常状態時の1日投与量(mg/day)
C：定常状態時の血中濃度(μg/mL)　　$V_{\max}$：最大消失速度(mg/day)
K_m：Michaelis 定数(μg/mL)

薬物の吸収、分布、代謝、排泄の各過程に飽和現象が起こると、体内動態は線形性から逸脱し、非線形性を示す。非線形性では全身クリアランスなどの薬物動態パラメータが変動し、血中濃度やAUCは投与量に比例しない。特に、薬物の消失過程に飽和が起こると血中濃度が予測以上に上昇し、かつ消失が遅延するため注意が必要である。

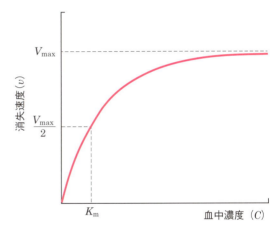

図1 Michaelis-Menten 式に従う薬物消失速度

薬物の体内動態が非線形性を示すとき、薬物の消失速度（v）は、ミカエリス‐メンテン式で示すことができる。（図1）

$$v = -\frac{dC}{dt} = \frac{V_{\max} \cdot C}{K_m + C}$$

また、定常状態においては、薬物の投与速度（1日当たりの維持量）と消失速度が等しくなるため、①式が成立する。ここで、①式の左辺は薬物の投与速度を示し、右辺は消失速度を示す。

例題

ある患者がフェニトイン 240 mg/day を 1 ヵ月服用したとき、血中濃度は 8.0 μg/mL であった。発作抑制が不十分なため投与量を 300 mg/day に増量し、2 週間後に再度測定した血中濃度は 20.0 μg/mL であった。この患者において血中濃度を 16.0 μg/mL にするためのフェニトイン投与量(mg/day)はいくらか。

解説

フェニトインの体内動態は非線形性を示すため、定常状態における血中濃度の計算にはミカエリス・メンテン式を用いる。フェニトインの血中濃度は服用開始から 2〜4 週間で定常状態に到達する。また、定常状態における最高血中濃度と最低血中濃度の差が極めて小さいため、定常状態の血中濃度は平均血中濃度を用いる（図2）。これらはフェニトインの消失半減期が長いことに起因している（非線形性のため消失半減期を正確に求めることは困難）。したがって、フェニトイン 240 mg/day 及び 300 mg/day で服用した時のそれぞれの血中濃度は服用期間から考えて、定常状態における血中濃度（平均血中濃度）である（図3）。

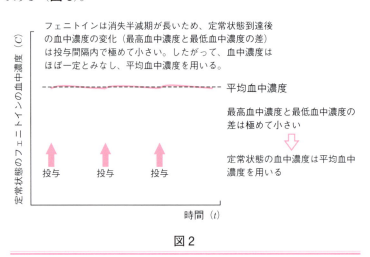

図2

15 非線形薬物の消失速度の計算

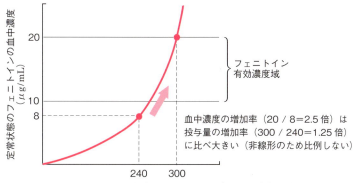

図3 この患者におけるフェニトイン投与量と定常状態での血中濃度の関係

定常状態において、投与速度＝消失速度であるから、投与量と血中濃度のグラフはミカエリス・メンテン型として示すことができる。

服用量と血中濃度の関係を①式を用いて表すと、

$$240 \,(\mathrm{mg/day}) = \frac{V_{\mathrm{max}} \cdot 8 \,(\mu\mathrm{g/day})}{K_{\mathrm{m}} + 8 \,(\mu\mathrm{g/day})} \quad \cdots\cdots ②$$

$$300 \,(\mathrm{mg/day}) = \frac{V_{\mathrm{max}} \cdot 20 \,(\mu\mathrm{g/day})}{K_{\mathrm{m}} + 20 \,(\mu\mathrm{g/day})} \quad \cdots\cdots ③$$

K_{m} と V_{max} 値が不明であるため、②式と③式を連立方程式として、これらの値を求める。

②式より、$240 \,(K_{\mathrm{m}} + 8) = 8 \cdot V_{\mathrm{max}}$
となり、V_{max} について解くと、

$$V_{\mathrm{max}} = \frac{240(K_{\mathrm{m}}+8)}{8} = 30(K_{\mathrm{m}} + 8) \quad \cdots\cdots ②'$$

③式より、$300 \,(K_{\mathrm{m}} + 20) = 20 \cdot V_{\mathrm{max}}$
となり、V_{max} について解くと、

$$V_{\mathrm{max}} = \frac{300(K_{\mathrm{m}}+20)}{20} = 15(K_{\mathrm{m}}+20) \quad \cdots\cdots ③'$$

②'式＝③'式より、$30 \,(K_{\mathrm{m}} + 8) = 15 \,(K_{\mathrm{m}} + 20)$

$2(K_{\mathrm{m}} + 8) = K_{\mathrm{m}} + 20$

$2K_{\mathrm{m}} + 16 = K_{\mathrm{m}} + 20$

$K_{\mathrm{m}} = 4 \,(\mu\mathrm{g/mL})$

これを②'式に代入すると、

$$V_{\max} = 30(4+8) = 360(\mathrm{mg/day})$$

となる。

次に、これらの値を用いて、血中濃度が $16.0\ \mu\mathrm{g/mL}$ になる投与量（mg/day）を求める。①式より、$C = 16(\mu\mathrm{g/mL})$ として計算すると、

$$D = \frac{360\ (\mathrm{mg/day}) \times 16\ (\mu\mathrm{g/day})}{4+16\ (\mu\mathrm{g/day})} = \frac{360 \times 16}{20} = 288(\mathrm{mg/day})$$

となる。

解答	288 mg/day

練習問題 1　　　　　　　　　　　　　　　　　　　（第99回国試　問272）

23歳女性。体重45 kg。てんかんと診断され、下記の処方による治療が開始された。

（処方）

フェニトイン錠100 mg　　　1回1錠（1日3錠）

　　　　　　　　　　　　　1日3回　朝昼夕食後　14日分

この患者で予想される定常状態でのフェニトイン血中濃度とその解釈として、最も適切なのはどれか。1つ選べ。ただし、この患者におけるフェニトインの体内動態に関するパラメータとして、ミカエリス定数 $5\ \mu\mathrm{g/mL}$、みかけの最大消失速度 $10\ \mathrm{mg/kg/day}$ が得られている。

1　血中濃度は $10\ \mu\mathrm{g/mL}$ と予想され、有効濃度域を下回っていると考えられる。

2　血中濃度は $10\ \mu\mathrm{g/mL}$ と予想され、有効濃度域の下限付近と考えられる。

3　血中濃度は $10\ \mu\mathrm{g/mL}$ と予想され、有効濃度域の上限付近と考えられる。

4　血中濃度は $20\ \mu\mathrm{g/mL}$ と予想され、有効濃度域の下限付近と考えられる。

5　血中濃度は $20\ \mu\mathrm{g/mL}$ と予想され、有効濃度域の上限付近と考えられる。

6　血中濃度は $20\mu\mathrm{g/mL}$ と予想され、有効濃度域の上限を超えていると考えられる。

非線形薬物の消失速度の計算　**15**

解説

　処方より、患者はフェニトインを 1 日 300 mg 服用していることから、$D = 300$ mg/day である。また、患者の体重が 45 kg であるから $V_{max} = 10 \times 45 = 450$（mg/day）となる。また題意より、$K_m = 5$（$\mu$g/mL）である。定常状態でのフェニトイン血中濃度を C（μg/mL）として、①式を用いて計算すると、

$$300(\mathrm{mg/day}) = \frac{450(\mathrm{mg/day}) \cdot C}{5(\mu\mathrm{g/day}) + C}$$

となり、

$300(5 + C) = 450C$

$1500 + 300C = 450C$

$450C - 300C = 1500$

$150C = 1500$

$C = 10$（μg/mL）

となる。

　定常状態におけるフェニトインの有効濃度域は 10 ～ 20 μg/mL であるため、算出した血中濃度（10 μg/mL）は有効濃度域の下限付近と考えられる。

解答　2

練習問題 2

（第 97 回国試　問 273）

　50 歳男性。てんかん治療のため以下の処方に従い服薬を続けている。定常状態時の血清中フェニトイン濃度を測定したところ 12 μg/mL であり、てんかん発作は安定している。

（処方）

フェニトイン散 10%　　　1 回 1.25 g（1 日 2.5 g）［製剤量］

　　　　　　　　　　　　1 日 2 回　朝夕食後　28 日分

　定常状態におけるフェニトインの体内からの消失速度は Michaelis-Menten 式で表される。この患者における最大消失速度（mg/day）に最も近い値はどれか。1 つ選べ。ただし、Michaelis 定数を 8 mg/L、バイオアベイラビリティを 100% とする。

1　150　　2　240　　3　420　　4　1,500　　5　2,400　　6　4,200

83

解説

　患者が1日当たりに服用するフェニトイン量を D（mg/day）とすると、製剤量として1日 2.5 g（2500 mg）を服用しているが、フェニトインの含量は10%であり、さらに、フェニトインのバイオアベイラビリティが100%であることから、

$$F \times D = 1 \times 2500\,(\mathrm{mg}) \times 0.1 = 250\,(\mathrm{mg/day})$$

となる。

　題意より、定常状態におけるフェニトイン血中濃度（C）は 12 μg/mL である。ここで、①式の分母は K_m と C のたし算であるため、両者の単位を揃えて計算しなければならないことに注意する。ミカエリス定数の単位を血中濃度の単位にあわせると、

$$K_\mathrm{m} = 8\,(\mathrm{mg/L}) = 8\,(\mu\mathrm{g/mL})$$

となる。最大消失速度を V_max（mg/day）として、①式を用いて計算すると、

$$250\,(\mathrm{mg/day}) = \frac{V_\mathrm{max} \cdot 12\,(\mu\mathrm{g/day})}{8\ +\ 12\,(\mu\mathrm{g/day})}$$

となり、

$$250\,(8+12) = 12\,V_\mathrm{max}$$
$$250 \times 20 = 12\,V_\mathrm{max}$$

$$V_\mathrm{max} = \frac{250\,(\mathrm{mg/day}) \times 20}{12} = 416.66\cdots \fallingdotseq 416.7\,(\mathrm{mg/day})$$

解答　3

16 平均滞留時間と 線形1-コンパートメントモデルとの対応

公式

$$\text{MRT} = \frac{\text{AUMC}}{\text{AUC}}$$

$$\text{MRT}_{iv} = \frac{1}{k_e}$$

$$\text{MRT}_{po} = \frac{1}{k_e} + \frac{1}{k_a}$$

$$\text{MAT} = \text{MRT}_{po} - \text{MRT}_{iv} = \frac{1}{k_a}$$

MRT：平均滞留時間　　MRT$_{iv}$：急速静脈内投与後の平均滞留時間
MRT$_{po}$：経口投与後の平均滞留時間　　MAT：平均吸収時間
AUC：血中濃度時間曲線下面積　　AUMC：1次モーメント時間曲線下面積
k_e：消失速度定数　　k_a：吸収速度定数

　薬物の体内動態の解析には、コンパートメントモデルや生理学的モデルのようにモデルを用いて解析する方法のほかに、モデルを使用せずに解析する方法（モーメント解析法）がある。投与された薬物分子はすべて同時に排泄されるのではなく、時間的なばらつき（分布）をもって排泄される。薬物が体内に滞留する確率は、その分布関数によって定義され、その分布関数を求めるにはモーメント（積率）が用いられる。モーメント解析法では、実測値（血中濃度や時間）を直接数値積分することによって、AUCや薬物が体内に滞留する平均時間（平均滞留時間）を算出できる。

例・題

　ある薬物を急速静脈内投与した際、その血中濃度時間曲線下面積（AUC）は 250 μg·hr/L、area under the first moment curve（AUMC）は 1250 μg·hr^2/L であった。また、この薬物を急速静脈内投与した際と同じ投与量で経口投与した場合の平均滞留時間は 9.0 hr であった。次の問いに答えよ。ただし、この薬物の体内動態は線形 1-コンパートメントモデルに従うとする。
　（1）急速静脈内投与したときの平均滞留時間（hr）はいくらか。
　（2）吸収速度定数（hr^{-1}）はいくらか。

解・説

　（1）平均滞留時間（MRT）は、AUC と AUMC を用いて算出できる。AUC は血中濃度（C）を時間（t）に対してプロットしてできた曲線の下の面積の総和（積分値）であるが、AUMC は血中濃度とその時間の積（$t \cdot C$）を時間に対してプロットしてできた曲線の下の面積の総和（積分値）である。これらは次式で示される。

$$\mathrm{AUC} = \int_0^\infty C dt$$

$$\mathrm{AUMC} = \int_0^\infty t \cdot C dt$$

　MRT はこれらを用いて

$$\mathrm{MRT} = \frac{\mathrm{AUMC}}{\mathrm{AUC}} = \frac{\displaystyle\int_0^\infty t \cdot C dt}{\displaystyle\int_0^\infty C dt}$$

となる。ここで、MRT が何故このような式から算出できるのか考えてみる。

[MRT の式について例を基に考える]

　A 町と B 町は長い山道で行き来することができる。A 町にいる 20 人が徒歩で山道を通って B 町まで移動したが、各々の歩く速度に大きな差があるため、全員が移動に要した時間は度数分布表のようになった。（**図 1**）

16

平均滞留時間と線形 1–コンパートメントモデルとの対応

表の上の見出し: 20 人が A 町から B 町への移動に要した時間の度数分布表

移動開始からの経過時間（hr）	中間の時間（hr）	その時間帯内に移動が完了した人数
0	0	0
0〜1	0.5	4
1〜2	1.5	6
2〜3	2.5	5
3〜4	3.5	5

$$20 \text{ 人が移動に要した平均時間} = \frac{0.5 \times 4 + 1.5 \times 6 + 2.5 \times 5 + 3.5 \times 5}{4 + 6 + 5 + 5} = 2.05 \text{ 時間}$$

（時間 × 人数）の総和 ／ 時間 × 人数 ／ 人数の総和

↓ A 町と B 町間の山道に滞留する平均時間（平均滞留時間）

図 1

この表から 20 人が A 町から B 町への移動に要した平均時間を算出することができる。移動開始から 1 時間後までに B 町に移動した人数は 4 人であったことから、この 4 人の平均移動時間を 0 〜 1 時間の中間点である 0.5 時間とする。他の時間帯についても同様に考えると、20 人が移動に要した平均時間は、

$$\text{平均時間} = \frac{0.5 \times 4 + 1.5 \times 6 + 2.5 \times 5 + 3.5 \times 5}{4 + 6 + 5 + 5} = 2.05 \text{ 時間}$$

となる。これは見方を変えれば、A 町と B 町の間の山道に 20 人が滞留する平均時間（平均滞留時間）であり、式の分子（時間×人数の総和）と分母（人数の総和）が平均時間を求めるためのモーメントになっている。これを薬物の血中濃度に置き換えて考えると、実測値として、ある時間（t）における血中濃度（C）がわかっているため、AUMC（時間×濃度の総和）と AUC（濃度の総和）から MRT が算出できる。

以上のことから、急速静脈内投与したときの平均滞留時間（MRT_{iv}）は、急速静脈内投与後の AUC（AUC_{iv}）と AUMC（AUMC_{iv}）を用いて計算することができる。

$$\text{MRT}_{iv} = \frac{\text{AUMC}_{iv}}{\text{AUC}_{iv}} = \frac{1250 \ (\mu g \cdot hr^2/L)}{250 \ (\mu g \cdot hr/L)} = 5 \,(hr)$$

（2）題意より、薬物を経口投与したときの平均滞留時間（MRT_{po}）は 9 時間であり、（1）で求めた MRT_{iv} と 4 時間の差がある。経口投与した薬物は吸収過程を経て全身循環血に移行するため、一般に MRT_{po} は MRT_{iv} よりも長時間になる。この MRT_{po} と MRT_{iv}

の時間差が平均吸収時間（MAT）であり、次の関係式が成立する。（図2）

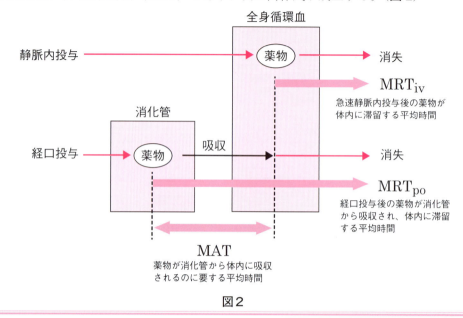

図2

$$\mathrm{MAT} = \mathrm{MRT_{po}} - \mathrm{MRT_{iv}}$$

また、この薬物の体内動態は線形1-コンパートメントモデルに従うことから、モーメント解析とコンパートメント解析の対応について考えることができる。線形1-コンパートメントモデルにおいて、薬物を急速静脈内投与したときの血中濃度は、

$$C = C_0 \cdot e^{-k_e \cdot t}$$

であり、積分すると

$$\mathrm{AUC_{iv}} = \int_0^\infty C dt = C_0 \cdot \frac{1}{k_e}$$

となる。また、

$$t \cdot C = t \cdot C_0 \cdot e^{-k_e \cdot t}$$

として、積分すると

$$\mathrm{AUMC_{iv}} = \int_0^\infty t \cdot C dt = C_0 \cdot \frac{1}{k_e^2}$$

となる。
したがって、

$$\mathrm{MRT_{iv}} = \frac{\mathrm{AUMC_{iv}}}{\mathrm{AUC_{iv}}} = \frac{\left(C_0 \cdot \dfrac{1}{k_e^2} \right)}{\left(C_0 \cdot \dfrac{1}{k_e} \right)} = \frac{1}{k_e}$$

となり、$CL_\mathrm{tot} = k_e \cdot V_\mathrm{d}$ を用いると、

$$\mathrm{MRT_{iv}} = \frac{1}{k_e} = \frac{V_\mathrm{d}}{CL_\mathrm{tot}}$$

となる。

　次に、薬物を経口投与したときの血中濃度について同様に考えると、

$$C = \frac{k_\mathrm{a} \cdot F \cdot D}{V_\mathrm{d}(k_\mathrm{a} - k_e)} \cdot (e^{-k_e \cdot t} - e^{-k_\mathrm{a} \cdot t})$$

より、積分すると

$$\mathrm{AUC_{po}} = \int_0^\infty C dt = \frac{F \cdot D}{V_\mathrm{d} \cdot k_e}$$

$$\mathrm{AUMC_{po}} = \int_0^\infty t \cdot C dt = \frac{F \cdot D \cdot (k_e + k_\mathrm{a})}{V_\mathrm{d} \cdot k_\mathrm{a} \cdot k_e^2}$$

となる。
したがって、

$$\mathrm{MRT_{po}} = \frac{\mathrm{AUMC_{po}}}{\mathrm{AUC_{po}}} = \frac{\left\{ \dfrac{F \cdot D(k_e + k_\mathrm{a})}{V_\mathrm{d} \cdot k_\mathrm{a} \cdot k_e^2} \right\}}{\left(\dfrac{F \cdot D}{V_\mathrm{d} \cdot k_e} \right)} = \frac{k_e + k_\mathrm{a}}{k_\mathrm{a} \cdot k_e} = \frac{k_e}{k_\mathrm{a} \cdot k_e} + \frac{k_\mathrm{a}}{k_\mathrm{a} \cdot k_e} = \frac{1}{k_\mathrm{a}} + \frac{1}{k_e}$$

となる。
　これらの式を用いると、MAT は以下の式で示される。

$$\mathrm{MAT} = \mathrm{MRT_{po}} - \mathrm{MRT_{iv}} = \left(\frac{1}{k_\mathrm{a}} + \frac{1}{k_e} \right) - \frac{1}{k_e} = \frac{1}{k_\mathrm{a}}$$

これより k_a は以下のように求めることができる。

$$\mathrm{MAT} = \mathrm{MRT_{po}} - \mathrm{MRT_{iv}} = \frac{1}{k_\mathrm{a}} = 9 - 5 = 4\,(\mathrm{hr})$$

$$k_\mathrm{a} = \frac{1}{4} = 0.25\,(\mathrm{hr}^{-1})$$

解答	(1) 5 hr
	(2) 0.25 hr^{-1}

練習問題 1

（第 101 回国試　問 172）

　薬物 A 50 mg を、粉末製剤あるいは液剤として経口投与した後の血中濃度時間曲線下面積（AUC）は等しく、1,500 μg·hr／L であった。一方、血中濃度に関する 1 次モーメント時間曲線下面積（AUMC）は、粉末製剤の場合が 9,000 μg·hr^2／L、液剤の場合が 7,500 μg·hr^2／L であった。薬物 A の粉末製剤の平均溶出時間（hr）に相当するのはどれか。1 つ選べ。

　　1　0.2　　　　2　1.0　　　　3　1.2　　　　4　5.0　　　　5　11.0

解説

　急速静脈内投与した薬物は全身循環血に直接入るが、経口投与した薬物は吸収過程を経て全身循環血に移行するため、MRT$_{po}$ は MRT$_{iv}$ よりも長時間になる。また、MRT$_{po}$ は消化管内における薬剤の形状によって変化することがある。錠剤、散剤、液剤をそれぞれ経口投与したときの MRT$_{po}$ を MRT$_{錠}$、MRT$_{粉}$、MRT$_{液}$ とすると、これらの値は必ずしも一致しない。例えば、MRT$_{錠}$ と MRT$_{粉}$ に差がある場合、その時間差は錠剤が崩壊するのに要する平均時間（平均崩壊時間）となる。（**図 3**）

90

16 平均滞留時間と線形 1-コンパートメントモデルとの対応

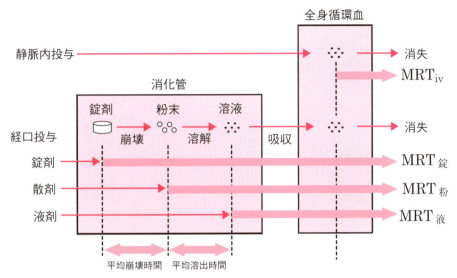

図3

本問では粉末製剤と液剤を比較している。両製剤を経口投与したときのAUCとAUMCがわかっているため、MRTを算出できる。粉末製剤及び液剤を経口投与したときのMRT、AUC、AUMCをそれぞれ、MRT_粉、AUC_粉、AUMC_粉及びMRT_液、AUC_液、AUMC_液とすると題意より、AUC_粉 = AUC_液 = 1500 (μg·hr/L)
また、AUMC_粉 = 9000 (μg·hr^2/L)、AUMC_液 = 7500 (μg·hr^2/L) であるから、

$$\text{MRT}_粉 = \frac{\text{AUMC}_粉}{\text{AUC}_粉} = \frac{9000}{1500} = 6.0 \, (\text{hr})$$

$$\text{MRT}_液 = \frac{\text{AUMC}_液}{\text{AUC}_液} = \frac{7500}{1500} = 5.0 \, (\text{hr})$$

となり、MRT_粉とMRT_液の差である1時間（MRT_粉 − MRT_液 = 6.0 − 5.0 = 1.0）は粉末が溶解（溶出）するのに要する平均時間（平均溶出時間）である。

解答 2

練習問題 2　　　　　　　　　　　　　　　（第98回国試　問47）

薬物動態に線形性が成り立っているとき、経口投与後の平均吸収時間を算出する式はどれか。1つ選べ。ただし、経口投与後と静脈内投与後の平均滞留時間（MRT）を、それぞれ MRT_{po} と MRT_{iv} とする。

1　$MRT_{po} + MRT_{iv}$
2　$MRT_{po} - MRT_{iv}$
3　$MRT_{iv} - MRT_{po}$
4　MRT_{po} / MRT_{iv}
5　MRT_{iv} / MRT_{po}

平均吸収時間（MAT）は次式で示される。

　$MAT = MRT_{po} - MRT_{iv}$

経口投与は吸収過程を含むため、MRT_{po} は MRT_{iv} よりも長時間になることに留意する。

解答　2

17 肝抽出率と肝クリアランス

公式

$$CL_h = \frac{Q(C_{in} - C_{out})}{C_{in}} = Q \cdot E_h$$

$$E_h = \frac{C_{in} - C_{out}}{C_{in}}$$

CL_h：肝クリアランス　　E_h：肝抽出率　　Q：肝血流速度
C_{in}：肝流入血液中薬物濃度　　C_{out}：肝流出血液中薬物濃度

　肝クリアランスは、肝臓における薬物消失速度を肝臓へ流入する血液中薬物濃度で除して定義される。一方、肝抽出率は、肝臓を1回通過する際に血液中から薬物が除去される割合を指し、消失速度を流入速度で除して得られる。肝抽出率に肝血流速度を乗じたものは、肝クリアランスに等しい。よって、肝クリアランスと肝血流速度から肝抽出率を算出できる。肝抽出率は、薬物が全く除去されない0から完全に除去される1の値をとる。したがって、肝クリアランスの最大値は、肝血流速度となる。

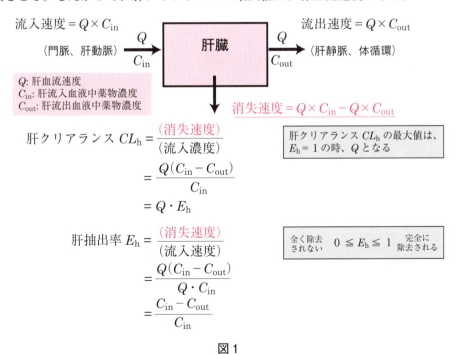

図1

例題

薬物 A を 10 mg 静脈内投与したときの血中濃度時間曲線下面積（AUC）は 350 ng・hr/mL であり、未変化体の尿中排泄量は 2 mg であった。一方、20 mg を経口投与したときの AUC は 420 ng・hr/mL であり、代謝物の尿中排泄量（未変化体換算量）は 12.6 mg であった。

以下の設問に答えなさい。ただし、薬物 A は肝代謝と尿中排泄で消失し、代謝物は全て尿中に排泄されるものとする。また、消化管粘膜における代謝、未変化体の胆汁排泄はなく、体内動態は線形を示すものとする。

1　経口投与後、体循環に流入した薬物量を求めなさい。
2　経口投与後、門脈血を介して肝臓に到達した薬物量を求めなさい。
3　肝抽出率を求めなさい。

解説

経口投与した薬物の体循環への流入過程を図2のように整理し、肝臓に到達した薬物量と肝臓を通過して体循環に流入した薬物量の差から肝抽出率を算出する。

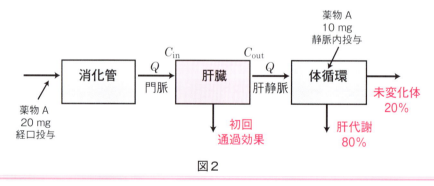

図2

まず、静脈内投与データから、体循環流入後の薬物 A の消失過程を考える。

薬物 A は肝代謝と腎排泄（尿中排泄）によって消失する。したがって、10 mg 投与して 2 mg が未変化として尿中に排泄される場合、残りの 8 mg すべてが肝代謝物として尿中に排泄される。

つまり、体循環からは、

　　未変化体　　20％
　　代謝物　　　80％　　　　　　の割合で消失する　………①
続いて、設問に移る

1）経口投与後、体循環に流入した薬物量

投与した薬物の体循環への到達割合がバイオアベイラビリティ F であり、静脈内投与時（$F = 1$）の AUC との比較から、以下の式で表される。

$$F = \frac{\dfrac{\text{AUC}_{\text{po}}}{D_{\text{po}}}}{\dfrac{\text{AUC}_{\text{iv}}}{D_{\text{iv}}}}$$

10 mg 静脈内投与及び 20 mg 経口投与時の AUC は、それぞれ 350 ng・hr/mL、420 ng・hr/mL である。

よって、

$$F = \frac{\dfrac{\text{AUC}_{\text{po}}}{D_{\text{po}}}}{\dfrac{\text{AUC}_{\text{iv}}}{D_{\text{iv}}}}$$

$$= \frac{\text{AUC}_{\text{po}}}{D_{\text{po}}} \times \frac{D_{\text{iv}}}{\text{AUC}_{\text{iv}}}$$

$$= \frac{420\ (\text{ng}\cdot\text{hr}/\text{mL})}{20\ (\text{mg})} \times \frac{10\ (\text{mg})}{350\ (\text{ng}\cdot\text{hr}/\text{mL})}$$

$$= \frac{3}{5}$$

$$= 0.6\,(60\%)$$

これより、20 mg 経口投与後、肝臓を通過して体循環に流入した薬物量は、

$D_{\text{po}} \times F = 20\ \text{mg} \times 0.6 = 12\ \text{mg}$

となる（図3）。

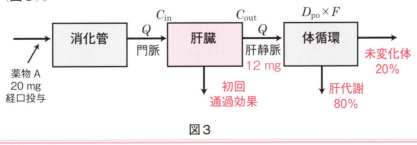

図3

解答　12 mg

2）経口投与後、門脈血を介して肝臓に到達した薬物量

消化管から吸収された薬物が門脈血を介して肝臓に到達する。また、薬物の総吸収量と総排泄量は等しく、総排泄量は未変化体及び代謝物の尿中総排泄量の和で示される。よって、

　　肝臓に到達した薬物量＝総吸収量
　　　　　　　　　　　　＝総排泄量＝未変化体排泄量＋代謝物排泄量

となる。

　経口投与後、12 mg が体循環に到達し、その後、①の割合に従って消失する。よって、体循環からは、
　　　未変化体＝12 mg×0.2＝2.4 mg
　　　代謝物　＝12 mg×0.8＝9.6 mg　　　　の割合で尿中へ排泄される

以上より、
　　　総吸収量＝未変化体排泄量 ＋ 代謝物排泄量
　　　　　　　＝2.4 mg ＋ 12.6 mg（設問文より）
　　　　　　　＝15 mg（図4）

※代謝物排泄量は、肝初回通過効果と体循環流入後に代謝された薬物量の和である。
　（代謝物排泄量 12.6 mg ＝体循環流入後の代謝 9.6 mg ＋ 初回通過効果による代謝 3 mg）

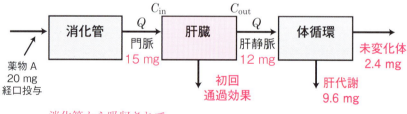

図4

解答　15 mg

3）肝抽出率

肝臓を1回通過する際に血液中から薬物が消失する割合が肝抽出率 E_h であり、以下の式で表される。

$$E_\mathrm{h} = \frac{肝流入薬物量 - 肝流出薬物量}{肝流入薬物量}$$

20 mg 経口投与後、門脈血を介して 15 mg 肝臓に到達し（設問 2）、そのうち 12 mg が肝臓を通過して体循環に流入した（設問 1）。

よって、

$$E_\mathrm{h} = \frac{15\,(\mathrm{mg}) - 12\,(\mathrm{mg})}{15\,(\mathrm{mg})}$$

$$= \frac{3}{15}$$

$$= 0.2\,(20\%)$$

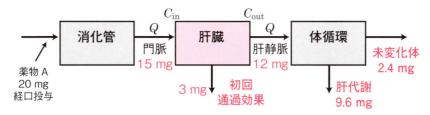

図5

解答　0.2（20%）

練習問題 1　　　　　　　　　　　（第96回国試　問162）

表は、ある薬物100 mgを同一被験者に静脈内投与及び経口投与したときの未変化体と代謝物の尿中総排泄量を示す。この薬物の肝抽出率に最も近い値はどれか。1つ選べ。ただし、この薬物の吸収及び消失は、線形1-コンパートメントモデルに従うものとする。また、この薬物は肝代謝と尿中排泄で消失し、代謝物は全て尿中に排泄されるものとする。

	静脈内投与	経口投与
未変化体の尿中総排泄量 (mg)	40	16
代謝物の尿中総排泄量（未変化体換算量）(mg)	60	64

1　0.1　　　2　0.2　　　3　0.3　　　4　0.4　　　5　0.5　　　6　0.6

尿中排泄データから、経口投与した薬物が肝臓に到達した量と肝臓を通過して体循環に流入した量を求め、肝抽出率を算出する。

① 経口投与後、肝臓に到達した薬物量

この薬物は肝代謝と尿中排泄で消失し、代謝物はすべて尿中へと排泄される。よって、未変化体と代謝物の尿中総排泄量の和が、消化管から吸収されて肝臓に到達した薬物量となる。

これより、

　消化管から吸収されて肝臓に到達した薬物量
　＝未変化体尿中総排泄量 ＋ 代謝物尿中総排泄量
　＝16 mg ＋ 64 mg
　＝80 mg

② 経口投与後、肝臓を通過して体循環に流入した薬物量

経口投与後、体循環に流入して代謝される薬物量は、

　未変化体：代謝物
　　＝静脈内投与　40 mg：60 mg
　　＝経口投与　　16 mg：X　　　　　　より、X＝24 mg

体循環に流入した薬物量と体循環から排泄される薬物量は等しい

よって、
  体循環に流入した量＝体循環からの総排泄量
              ＝未変化体排泄量＋体循環流入後に代謝された量
              ＝16 mg＋24 mg
              ＝40 mg

①、②より、
  肝臓に到達した量　　　　　　　80 mg
  肝臓を通過して体循環に流入した量　40 mg

$$肝抽出率\ E_h = \frac{肝流入薬物量 - 肝流出薬物量}{肝流入薬物量}$$

$$= \frac{80\ mg - 40\ mg}{80\ mg}$$

$$= \frac{40}{80}$$

$$= 0.5$$

① 消化管から吸収されて肝臓に到達した薬物量
　　＝未変化体排泄量 16 mg＋代謝物排泄量 64 mg＝80 mg
② 肝臓を通過して体循環に流入した薬物量
　　＝未変化体排泄量 16 mg＋代謝物排泄量 24 mg＝40 mg

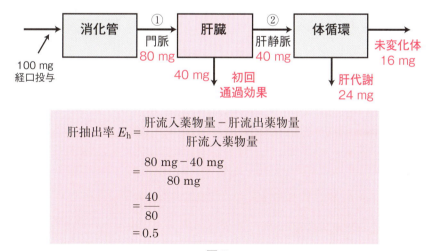

図6

解答　5

練習問題 2　　　　　　　　　　　　　　　　　（第93回国試　問161）

　メトプロロールは、肝臓における代謝及び尿中への排泄の両過程により体内から消失する。全身クリアランスは 1 L/min であり、静脈内投与後の尿中未変化体排泄は投与量の 10％である。メトプロロールを経口投与した際、肝初回通過効果により消失する割合（％）として最も近いものはどれか。ただし、経口投与したメトプロロールは消化管粘膜を 100％透過し、消化管粘膜における代謝はなく、肝血流量は 1.5 L/min とする。

1　40　　　2　50　　　3　60　　　4　70　　　5　80　　　6　90

肝クリアランス CL_h を求め、肝血流速度 Q を用いて、肝抽出率 E_h を算出する。

メトプロロールは、肝代謝及び尿中排泄によって消失し、投与量の 10％が未変化体で排泄される。したがって、投与量の 90％が肝代謝で消失する（図7）。

全身クリアランス CL_{tot} ＝肝クリアランス CL_h ＋腎クリアランス CL_r　より、
　$CL_h = CL_{tot} \times 0.9$
　$CL_r = CL_{tot} \times 0.1$　　となる

$CL_{tot} = 1$ L/min より、

　$CL_h = CL_{tot} \times 0.9$
　　　　$= 1$ L/min $\times 0.9$
　　　　$= 0.9$ L/min

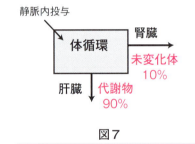

図7

肝クリアランス CL_h は、肝血流速度 Q と肝抽出率 E_h の積に等しく、

　$CL_h = Q \times E_h$　と表される

これは、

　$E_h = \dfrac{CL_h}{Q}$　と変形できる

よって、

肝抽出率と肝クリアランス

$$E_h = \frac{0.9\ (\mathrm{L/min})}{1.5\,(\mathrm{L/min})}$$
$$= 0.6\,(60\%)$$

解答	3

18 肝および固有クリアランス

公式

● Well-stirred model

$$CL_h = \frac{Q \cdot f_p \cdot CL_{int,h}}{Q + f_p \cdot CL_{int,h}} = Q \cdot E_h$$

$$E_h = \frac{f_p \cdot CL_{int,h}}{Q + f_p \cdot CL_{int,h}}$$

CL_h：肝クリアランス　　Q：肝血流速度　　$CL_{int,h}$：肝固有クリアランス
f_p：非結合形薬物分率　　E_h：肝抽出率

　肝固有クリアランスは、肝臓における薬物消失速度を非結合形薬物濃度に対して定義し、代謝、胆汁排泄など肝臓の薬物処理能力を示したパラメータである。肝固有クリアランスと肝クリアランスの関係式を構築することで、肝固有クリアランスから肝クリアランスを算出できる。Well-stirred modelに基づいた、肝固有クリアランスと肝クリアランスの関係式は、非結合形薬物濃度は肝臓内どの場所でも等しいという仮定で導かれた式である。

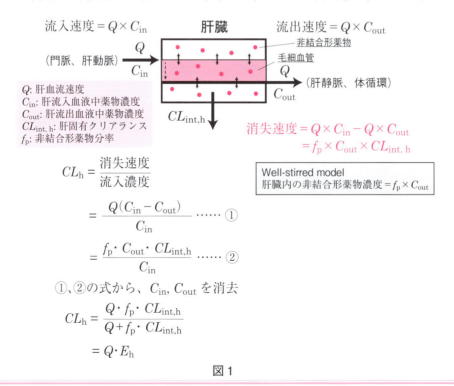

図1

肝および固有クリアランス

18

例・題

　3種類の薬物を経口投与したところ、表に示すパラメータが得られた。以下の設問に答えなさい。ただし、薬物は肝代謝および腎排泄によって消失し、体内動態は線形を示す。また、消化管からの吸収率は100%、肝血流速度は1.5 L／min、well-stirred model に従うとする。

	全身クリアランス（L／min）	尿中未変化体排泄率	血中非結合形分率
薬物 A	0.15	0.2	0.04
薬物 B	0.06	0.15	0.9
薬物 C	1.5	0.05	0.1

1）肝クリアランス及び肝抽出率を求めなさい。

2）以下の記述の正誤を答えなさい。

1．薬物 A 及び C の肝クリアランスは、血漿タンパク結合率の変動の影響を受けやすい。

2．肝血流速度が低下すると、薬物 B の肝クリアランスは低下する。

3．肝固有クリアランスが増加すると、薬物 A の肝クリアランスは増加する。

4．肝血流速度が2倍になると、薬物 C の血中濃度時間曲線下面積 AUC は 1/2 に減少する。

5．肝固有クリアランスが低下すると、薬物 B 及び C の AUC は上昇する。

解・説

　血流律速型薬物、固有クリアランス律速型薬物（タンパク結合率依存型・非依存型）に分類し、パラメータ変動時の体内動態への影響を理解する。

1）肝クリアランスおよび肝抽出率の算出

　肝代謝と腎排泄によって薬物が消失することから、

　　全身クリアランスCL_{tot}＝肝クリアランスCL_h ＋ 腎クリアランスCL_r

また、

　　腎から消失する割合：（未変化体尿中排泄率）

　　肝から消失する割合：（1－未変化体尿中排泄率）　　　が成り立つ

103

よって、

$$CL_h = CL_{tot} \times (1 - 未変化体尿中排泄率) \qquad \cdots\cdots\cdots①$$

一方、肝クリアランスは、$CL_h = Q \times E_h$ で表され（肝血流速度：Q、肝抽出率：E_h）

$$E_h = \frac{CL_h}{Q} \qquad と変形できる \qquad \cdots\cdots\cdots②$$

以上、①、②より、

薬物 A

$$CL_h = 0.15\ (\mathrm{L/min}) \times (1 - 0.2) = 0.12\ (\mathrm{L/min})$$

$$E_h = \frac{CL_h}{Q}$$

$$= \frac{0.12\ (\mathrm{L/min})}{1.5\ (\mathrm{L/min})}$$

$$= 0.08 (8\%)$$

薬物 B

$$CL_h = 0.06\ (\mathrm{L/min}) \times (1 - 0.15) = 0.051\ (\mathrm{L/min})$$

$$E_h = \frac{CL_h}{Q}$$

$$= \frac{0.051\ (\mathrm{L/min})}{1.5\ (\mathrm{L/min})}$$

$$= 0.034 (3.4\%)$$

薬物 C

$$CL_h = 1.5\ (\mathrm{L/min}) \times (1 - 0.05) = 1.425\ (\mathrm{L/min})$$

$$E_h = \frac{CL_h}{Q}$$

$$= \frac{1.425\ (\mathrm{L/min})}{1.5\ (\mathrm{L/min})}$$

$$= 0.95 (95\%)$$

解答	薬物 A　$CL_h = 0.12\ \mathrm{L/min}$　$E_h = 0.08$
	薬物 B　$CL_h = 0.051\ \mathrm{L/min}$　$E_h = 0.034$
	薬物 C　$CL_h = 1.425\ \mathrm{L/min}$　$E_h = 0.95$

2) Well-stirred model に従うことから

肝クリアランスと肝固有クリアランスの関係式は、

$$CL_h = Q \times E_h$$

$$= \frac{Q \cdot f_p \cdot CL_{int,h}}{Q + f_p \cdot CL_{int,h}} \quad \text{と表される（公式参照）} \quad \cdots\cdots ①$$

ここで、

(i) $f_p \cdot CL_{int,h} \ll Q$、$E_h \leqq 0.3$ の時

$$CL_h \fallingdotseq \frac{Q \cdot f_p \cdot CL_{int,h}}{Q}$$

$$= f_p \cdot CL_{int,h} \quad \text{と近似できる（固有クリアランス律速）}$$

また、

(ii) $f_p \cdot CL_{int,h} \gg Q$、$E_h \geqq 0.7$ の時

$$CL_h \fallingdotseq \frac{Q \cdot f_p \cdot CL_{int,h}}{f_p \cdot CL_{int,h}}$$

$$= Q \quad \text{と近似できる（血流律速）}$$

よって、

薬物A、Bは、固有クリアランス律速型薬物、

薬物Cは、血流律速型薬物　　　　　　　　　　に分類される

	肝クリアランス（L／min）	肝抽出率	分類
薬物 A	0.12	0.08	固有クリアランス律速（$CL_h \fallingdotseq f_p \cdot CL_{int,h}$）
薬物 B	0.051	0.034	固有クリアランス律速（$CL_h \fallingdotseq f_p \cdot CL_{int,h}$）
薬物 C	1.425	0.95	血流律速（$CL_h \fallingdotseq Q$）

この分類に従い、設問の正誤を考える。

1. 誤

薬物 A は固有クリアランス律速型薬物であり、$CL_h = f_p \cdot CL_{int,h}$ で近似できる。また、タンパク結合率が高い。したがって、肝クリアランスは血漿タンパク結合率の変動の影響を受けやすい。一方、薬物Cは血流律速型薬物であり、$CL_h = Q$ で近似される。したがって、肝クリアランスは血漿タンパク結合率の変動の影響を受けにくい。

2. 誤

薬物 B は、固有クリアランス律速型薬物（$CL_h = f_p \cdot CL_{int,h}$）であり、肝クリアランスは肝血流速度の変動の影響を受けにくい。また、薬物 A とは異なり、タンパク結

合率が低いことから、肝クリアランスは血漿タンパク結合率の変動の影響を受けにくい。

3. 正

薬物 A は固有クリアランス律速型薬物（$CL_h = f_p \cdot CL_{int,h}$）であり、固有クリアランスが増加すると、肝クリアランスは増加する。

4. 誤

経口投与時の AUC は、以下の式で表される。

$$\mathrm{AUC_{po}} = \frac{F \times D}{CL_{tot}}$$

また、薬物 C は、主に肝で消失することから、

$$CL_{tot} \fallingdotseq CL_h$$

よって、

$$\mathrm{AUC_{po}} = \frac{F \times D}{CL_h} \qquad \cdots\cdots\cdots ②$$ と表すことができる。

一方、体循環に流入する割合バイオアベイラビリティ F は、
消化管からの吸収率が 100% であることから、$F = (1 - E_h)$ となる。
よって、

$$F = 1 - E_h$$

$$= 1 - \frac{f_p \cdot CL_{int,h}}{Q + f_p \cdot CL_{int,h}}$$

$$= \frac{Q + f_p \cdot CL_{int,h}}{Q + f_p \cdot CL_{int,h}} - \frac{f_p \cdot CL_{int,h}}{Q + f_p \cdot CL_{int,h}}$$

$$= \frac{Q + f_p \cdot CL_{int,h} - f_p \cdot CL_{int,h}}{Q + f_p \cdot CL_{int,h}}$$

$$= \frac{Q}{Q + f_p \cdot CL_{int,h}} \qquad \cdots\cdots\cdots ③$$

③を②の F に代入すると

$$\mathrm{AUC_{po}} = D \times F \times \frac{1}{CL_h}$$

$$= D \times \frac{Q}{Q + f_p \cdot CL_{int,h}} \times \frac{1}{CL_h}$$

さらに、CL_h に①の式を代入すると

106

$$= D \times \cfrac{Q}{Q + f_\mathrm{p} \cdot CL_\mathrm{int,h}} \times \cfrac{1}{\cfrac{Q \cdot f_\mathrm{p} \cdot CL_\mathrm{int,h}}{Q + f_\mathrm{p} \cdot CL_\mathrm{int,h}}}$$

$$= D \times \cfrac{Q}{Q + f_\mathrm{p} \cdot CL_\mathrm{int,h}} \times \cfrac{Q + f_\mathrm{p} \cdot CL_\mathrm{int,h}}{Q \cdot f_\mathrm{p} \cdot CL_\mathrm{int,h}}$$

$$= D \times \cfrac{Q}{Q \cdot f_\mathrm{p} \cdot CL_\mathrm{int,h}}$$

$$= \cfrac{D}{f_\mathrm{p} \cdot CL_\mathrm{int,h}} \quad \text{となる} \quad \cdots\cdots\cdots④$$

　薬物 C は血流律速型薬物（$CL_\mathrm{h} \fallingdotseq Q$）であり、肝血流速度が 2 倍に増加すると肝クリアランスはおよそ 2 倍に増加する。しかしながら、④より、経口投与した場合のAUC は、血流速度の変動による影響を受けない。よって、肝血流速度が 2 倍になってもAUC はほとんど変化しない。

5. 正

　主に肝で消失する薬物は式④が成り立つ。したがって、経口投与時の AUC は、血流律速型、固有クリアランス律速型にかかわらず、固有クリアランスの変動の影響を受ける。よって、肝固有クリアランスが低下すると、薬物 B 及び C の AUC は上昇する。

解答	正 3、5　誤 1、2、4

練習問題 1

（第 97 回国試　問 173）

　　肝代謝のみで消失する薬物を経口投与する場合において、以下の変化が生じたとする。血中濃度−時間曲線下面積（AUC）が 2 倍に上昇するのはどれか。**2つ選べ**。ただし、この薬物の消化管からの吸収率は 100% とし、肝臓での挙動はwell-stirred model に従うものする。

1.　肝血流速度が 1/2 に低下した場合
2.　タンパク結合の置換により血中非結合形分率が 2 倍に上昇した場合
3.　結合タンパク質の増加により血中非結合形分率が 1/2 に低下した場合
4.　肝代謝酵素の誘導により肝固有クリアランスが 2 倍に増加した場合
5.　肝代謝酵素の阻害により肝固有クリアランスが 1/2 に低下した場合

解説

Well-stirred model に従った肝クリアランスの式と AUC_{po} の関係式を導く。

$$肝クリアランス\ CL_h = Q \times E_h$$

$$= \frac{Q \cdot f_p \cdot CL_{int,h}}{Q + f_p \cdot CL_{int,h}} \quad \cdots\cdots\cdots ①$$

経口投与時の AUC は、

$$AUC_{po} = \frac{D \times F}{CL_{tot}}$$

肝代謝のみで消失する薬物であることから、

$$CL_{tot} = CL_h$$

よって、

$$AUC_{po} = \frac{D \times F}{CL_h} \quad \cdots\cdots\cdots ②$$

一方、バイオアベイラビリティ F は、以下の式から求められる。

$$F = F_a \times F_g \times F_h \quad （図２）$$

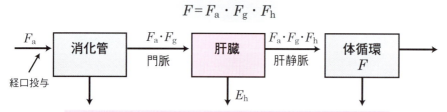

図２

消化管からの吸収率は 100% であることから

$$F = F_a \times F_g \times F_h$$
$$= 1 \times 1 \times F_h$$
$$= F_h$$

F_h は、肝での代謝を回避した割合であることから、

$$F_\mathrm{h} = 1 - E_\mathrm{h}$$

よって、

$$F = 1 - E_\mathrm{h}$$

ここに、①の E_h を代入すると

$$
\begin{aligned}
F &= 1 - E_\mathrm{h} \\
&= 1 - \frac{f_\mathrm{p} \cdot CL_\mathrm{int,h}}{Q + f_\mathrm{p} \cdot CL_\mathrm{int,h}} \\
&= \frac{Q + f_\mathrm{p} \cdot CL_\mathrm{int,h}}{Q + f_\mathrm{p} \cdot CL_\mathrm{int,h}} - \frac{f_\mathrm{p} \cdot CL_\mathrm{int,h}}{Q + f_\mathrm{p} \cdot CL_\mathrm{int,h}} \\
&= \frac{Q + f_\mathrm{p} \cdot CL_\mathrm{int,h} - f_\mathrm{p} \cdot CL_\mathrm{int,h}}{Q + f_\mathrm{p} \cdot CL_\mathrm{int,h}} \\
&= \frac{Q}{Q + f_\mathrm{p} \cdot CL_\mathrm{int,h}} \quad \cdots\cdots\cdots ③
\end{aligned}
$$

②の式に①と③を代入すると、

$$\mathrm{AUC_{po}} = D \times F \times \frac{1}{CL_\mathrm{h}}$$

$$
\begin{aligned}
&= D \times \frac{Q}{Q + f_\mathrm{p} \cdot CL_\mathrm{int,h}} \times \frac{1}{\dfrac{Q \cdot f_\mathrm{p} \cdot CL_\mathrm{int,h}}{Q + f_\mathrm{p} \cdot CL_\mathrm{int,h}}} \\
&= D \times \frac{Q}{Q + f_\mathrm{p} \cdot CL_\mathrm{int,h}} \times \frac{Q + f_\mathrm{p} \cdot CL_\mathrm{int,h}}{Q \cdot f_\mathrm{p} \cdot CL_\mathrm{int,h}} \\
&= D \times \frac{Q}{Q \cdot f_\mathrm{p} \cdot CL_\mathrm{int,h}} \\
&= \frac{D}{f_\mathrm{p} \cdot CL_\mathrm{int,h}} \quad となる
\end{aligned}
$$

$\mathrm{AUC_{po}} = \dfrac{D}{f_\mathrm{p} \cdot CL_\mathrm{int,h}}$ の式から、$\mathrm{AUC_{po}}$ が 2 倍になる変化を考える。

1. 誤

肝血流速度が 1/2 に低下しても、AUC は変動しない。

2. 誤

タンパク結合の置換により血中非結合形分率が 2 倍に上昇した場合、AUC は 1/2 になる。

3. 正

結合タンパク質の増加により血中非結合形分率が 1/2 に低下した場合、<u>AUC は 2 倍になる。</u>

4. 誤

肝代謝酵素の誘導により肝固有クリアランスが 2 倍に増加した場合、AUC は 1/2 になる。

5. 正

肝代謝酵素の阻害により肝固有クリアランスが 1/2 に低下した場合、<u>AUC は 2 倍になる。</u>

| 解答 | 3、5 |

練習問題 2

（第 95 回国試　問 162）

ある薬物を体重 60 kg のヒトに静脈内投与したときの体内動態パラメータを下表に示す。この薬物に関する記述の正誤について、正しいのはどれか。1 つ選べ。ただし、この薬物は線形 1-コンパートメントモデルに従った体内動態を示す。また、肝血流速度は 1,500 mL/min、クレアチニンクリアランスは 120 mL/min、腎以外には主に肝から消失されるとする。

全身クリアランス (mL/min)	分布容積 (L)	血漿タンパク結合率 (%)	尿中未変化体排泄率 (%)
30	60	20	5

1　生物学的半減期は約 1 時間である。

2　腎機能の低下した患者に投与する場合には、投与量を減らすなどの注意が必要である。

3　全身クリアランスは血漿タンパク結合の影響をあまり強く受けないので、血漿アルブミン値などの変化の影響を特に注意する必要はない。

4　肝クリアランスは肝血流速度の影響を著しく受ける。

肝および固有クリアランス

与えられた動態パラメータから、薬物の体内動態に影響を及ぼす因子を考える。

1　誤

全身クリアランス CL_{tot} ＝消失速度定数 k_e ×分布容積 V_d より、

$$k_e = \frac{CL_{tot}}{V_d}$$

$$= \frac{30\ (\mathrm{mL/min})}{60\ (\mathrm{L})}$$

$$= \frac{0.03\ (\mathrm{L/min})}{60\ (\mathrm{L})}$$

$$= 0.0005\ (\mathrm{min}^{-1})$$

生物学的半減期 $t_{1/2} = \ln 2 / k_e$、$\ln 2 = 0.693$ であることから

$$t_{1/2} = \frac{\ln 2}{0.0005\ (\mathrm{min}^{-1})}$$

$$= \frac{0.693}{0.0005\ (\mathrm{min}^{-1})}$$

$$= 1386\ (\mathrm{min})$$

$$= 1386 \times \frac{1}{60}\ (\mathrm{hr})$$

$$= 23.1\ (\mathrm{hr})$$

2　誤

尿中未変化体排泄率が5％であり、薬物の消失に対する腎排泄の寄与が小さい。よって、腎機能が低下した際、薬物の消失に与える影響は少ないため、必ずしも投与量を減らす必要はないと考えられる。

3　正

血漿タンパク結合率が20％、つまり非結合率が大きいため、タンパク結合率の変動による影響は少ない。したがって、全身クリアランスは、血漿アルブミン値の変化による影響を受けにくいと考えられる。

4　誤

腎臓以外には、肝臓から消失すると考えた場合、
未変化体尿中排泄率5％であることから、残り95％が肝臓で消失することになる。

したがって、

腎クリアランスCL_r＝全身クリアランスCL_{tot}×0.05

肝クリアランスCL_h＝全身クリアランスCL_{tot}×0.95　　　となる

これより、

$$CL_h = CL_{tot} \times 0.95$$
$$= 30\,(\text{mL}/\text{min}) \times 0.95$$
$$= 28.5\,(\text{mL}/\text{min})$$

$CL_h = Q \times E_h$より、

$$E_h = \frac{CL_h}{Q}$$

$$= \frac{28.5\,(\text{mL}/\text{min})}{1500\,(\text{mL}/\text{min})}$$

$$= 0.019$$

ここで、$f_p \cdot CL_{int,h} \ll Q$、$E_h \leqq 0.3$　の時は

$$CL_h = Q \times E_h$$
$$= \frac{Q \cdot f_p \cdot CL_{int,h}}{Q + f_p \cdot CL_{int,h}}$$
$$\fallingdotseq f_p \cdot CL_{int,h}　と近似できる。$$

したがって、この薬物は固有クリアランス律速型の薬物であり、肝クリアランスは、肝血流速度の影響を受けにくいと考えられる。

| 解答 | 3 |

19 腎クリアランス

公式

$$CL_r = \frac{V_r}{C}$$

$$= \frac{U \cdot V}{C}$$

CL_r：腎クリアランス　　V_r：尿中排泄速度　　C：血漿中薬物濃度
U：尿中薬物濃度　　V：単位時間当たりの尿量

　血液が腎臓を1回通過する際に、単位時間当たりに薬物が除去される血漿体積を腎クリアランスという。腎排泄には、糸球体ろ過、尿細管分泌、尿細管再吸収の3つの過程が関係しており、これらのクリアランスの収支により腎クリアランスが決定される。腎排泄に飽和現象が起こらない線形条件において、腎クリアランスは薬物の尿中排泄速度と血漿中濃度の間を取りもつ比例定数であり、血漿中濃度に比例して尿中排泄速度が変化する。

例題

　体内挙動が1-コンパートメントモデルに従い、腎排泄のみで消失する薬物Aを患者Bに点滴静注した。定常状態に達した後、尿中薬物濃度と尿生成速度を測定したところ、それぞれ 1.0 mg/mL、50 mL/hr であった。患者Bでの薬物Aの全身クリアランスが 10 L/hr であるとして、定常状態での血漿中薬物濃度を求めよ。

解説

　点滴静注における定常状態の血漿中濃度（C_{ss}）と点滴速度（K_0）は、全身クリアランス（CL_{tot}）を用いて次式（①）で表される。

　　$K_0 = CL_{tot} \cdot C_{ss}$　………①

　CL_{tot} は、体内（全身）からの薬物処理能力を表すパラメータであり、薬物処理に関わる臓器（一般的に腎臓と肝臓）の処理能力（クリアランス）の和と考える。両臓器に

113

おける薬物処理過程に応じて、腎クリアランス（CL_r）、肝代謝クリアランス（CL_m）、胆汁排泄クリアランス（CL_b）があり、CL_{tot} との関係は次式（②）となる。

$$CL_{tot} = CL_r + CL_m + CL_b \quad \cdots\cdots\cdots ②$$

本問題では、1行目の『腎排泄のみで消失する薬物A』より、薬物Aの全身クリアランスが腎クリアランス（CL_r）であると判断できる（図1）。

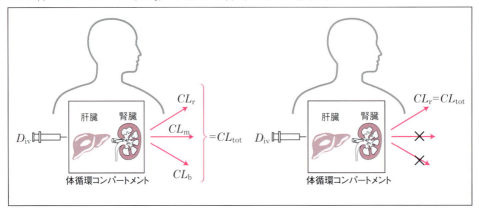

図1

したがって、点滴静注における C_{ss} と K_0 の関係は、CL_r を用いて次式（③）で表される。

$$K_0 = CL_{tot} \cdot C_{ss} = CL_r \cdot C_{ss} \quad \cdots\cdots\cdots ③$$

点滴静注や持続注入は、投与開始から一定時間経過すると血中濃度が一定の値を示す、いわゆる定常状態となる（※点滴静注持続時間が投与薬物の生物学的半減期の4～5倍経過するとほぼ定常状態に達する（図2）。

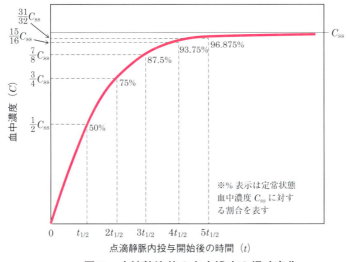

図2　点滴静注後の血中濃度の経時変化

腎クリアランス **19**

定常状態は、薬物の点滴速度と血中からの消失速度が等しい状態であり、本問題では、血中からの消失速度を尿中排泄速度（V_r）と考えるので、③は次式（④）の関係となる。

$$K_0 = CL_{tot} \cdot C_{ss} = CL_r \cdot C_{ss} = V_r = U \cdot V \quad \cdots\cdots\cdots \text{④}$$
$$(U:\text{尿中薬物濃度、}V:\text{尿生成速度 （単位時間当たりの尿量}))$$

④より、C_{ss} を求める式は、

$$C_{ss} = \frac{K_0}{CL_r} = \frac{V_r}{CL_r} = \frac{U \cdot V}{CL_r}$$

となり、したがって C_{ss} は、

$$C_{ss} = \frac{1.0\,(\text{mg}/\text{mL}) \times 50\,(\text{mL}/\text{hr})}{10\,(\text{L}/\text{hr})} = 5.0\,(\text{mg}/\text{L})$$

となる。

解答	5.0 mg/L

練習問題 1 （第 94 回国試　問 156）

> 　線形 1-コンパートメントモデルに従い、肝代謝と腎排泄によって体内から消失する薬物 A を、ある患者に急速静注したときの体内動態データを次に示す。
> 　この患者の糸球体ろ過速度（GFR）を 100 mL/min としたとき、薬物 A の血漿タンパク非結合率に最も近い値はどれか。ただし、薬物 A は腎尿細管で分泌・再吸収を受けず、血漿タンパク非結合形のみが糸球体で自由にろ過されるものとする。
>
> | | |
> |---|---:|
> | 投与量（mg） | 100 |
> | 血漿中濃度時間曲線下面積（mg・hr/L） | 40 |
> | 未変化体の尿中総排泄量（mg） | 25 |
> | 代謝物の尿中総排泄量（未変化体換算量）（mg） | 75 |
>
> 　1　0.01　　2　0.05　　3　0.1　　4　0.5　　5　0.7　　6　0.9

解説

　薬物の腎排泄には、糸球体ろ過、尿細管分泌、尿細管再吸収の 3 つの過程が関係し

115

ており、これらのクリアランスの収支により腎クリアランスが決定され（図3）、次式で表される。

$$腎クリアランス CL_r = 糸球体ろ過クリアランス CL_{GFR}$$
$$+ 分泌クリアランス CL_S - 再吸収クリアランス CL_R$$
$$= f_p \cdot GFR + CL_S - CL_R$$
$$= (f_p \cdot GFR + CL_S) \cdot (1 - R)$$

（f_p：血漿タンパク非結合率、R：再吸収率）

		排泄速度	クリアランス	再吸収率を用いた計算
①	①血漿中薬物濃度	C(mg/mL)	C(mg/mL)	C(mg/mL)
②	②糸球体ろ過	X(mg/min) $= GFR \cdot f_p \cdot C$	$GFR \cdot f_p$(mL/min) $= X/C$	$GFR \cdot f_p$(mL/min)
③	③尿細管分泌	Y(mg/min)	CL_s(mL/min) $= Y/C$	CL_s(mL/min)
④	④尿細管再吸収	$-Z$(mg/min)	$-CL_R$(mL/min) $= Z/C$	$-(GFR \cdot f_p + CL_s) \cdot R$ (mL/min)
⑤	⑤腎排泄	腎排泄速度 $U \cdot V$(mg/min) $= X + Y - Z$	腎クリアランス $CL_r = GFR \cdot f_p + CL_s - CL_R = U \cdot V/C$	腎クリアランス $CL_r = (GFR \cdot f_p + CL_s) \times (1-R) = U \cdot V/C$

再吸収率 $R = Z/(X+Y) = CL_R/(GFR \cdot f_p + CL_s)$

図3　腎排泄速度及び腎クリアランスの計算方法

問題文では、『薬物Aは腎尿細管で分泌・再吸収を受けず』と記載されていることから、CL_r は CL_{GFR} と考える。

$$CL_r = CL_{GFR} = f_p \cdot GFR \quad \cdots\cdots ①$$

薬物Aは肝代謝と腎排泄によって体内から消失し、それぞれ投与量の75%と25%が処理される（図4）。

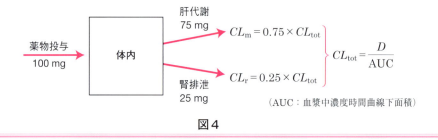

図4

したがって、CL_r は $0.25 \times CL_{tot}$ で求められる。

腎クリアランス **19**

①より、

$$f_\mathrm{p} = \frac{CL_\mathrm{r}}{\mathrm{GFR}} = \frac{0.25 \times CL_\mathrm{tot}}{\mathrm{GFR}} = \frac{0.25 \times \dfrac{D}{\mathrm{AUC}}}{\mathrm{GFR}}$$

$$= \frac{0.25 \times \dfrac{100\,(\mathrm{mg})}{40\,(\mathrm{mg \cdot hr/L})}}{100\,(\mathrm{mL/min})} = \frac{0.25 \times \dfrac{100\,(\mathrm{mg})}{2.4\,(\mathrm{mg \cdot min/mL})}}{100\,(\mathrm{mL/min})} = 0.104$$

※単位に注意すること。

| 解答 | 3 |

練習問題 2 （第 93 回国試　問 156）

ある患者について、次の臨床検査値及び薬物投与時の定常状態におけるデータ
が得られている。

糸球体ろ過速度	GFR = 20 mL/min
血漿中薬物濃度	P = 10 μg/mL
尿中薬物濃度	U = 200 μg/mL
毎分の尿量	V = 2.0 mL/min
尿細管での薬物の再吸収率	R = 20%

この薬物の尿細管における毎分の分泌量（μg/min）として最も近い値はどれ
か。ただし、この薬物は血漿タンパク質には結合しないものとする。

1　100　　2　150　　3　200　　4　250　　5　300

解説

　薬物の腎排泄には、糸球体ろ過、尿細管分泌、尿細管再吸収の 3 つの過程が関係し
ており、薬物の腎排泄速度（V_r）は次式で求められる。

$$\begin{aligned}
V_\mathrm{r} &= \text{糸球体ろ過速度}\ X + \text{尿細管分泌速度}\ Y - \text{尿細管再吸収速度}\ Z \\
&= \mathrm{GFR} \cdot f_\mathrm{p} \cdot C\ (\mu\mathrm{g/min}) + Y\ (\mu\mathrm{g/min}) - Z\ (\mu\mathrm{g/min}) \\
&= [\mathrm{GFR} \cdot f_\mathrm{p} \cdot C\ (\mu\mathrm{g/min}) + Y\ (\mu\mathrm{g/min})] \cdot [1 - R] \\
&= U \cdot V\ (\mu\mathrm{g/min})
\end{aligned}$$

　　　（f_p：血漿タンパク非結合率、R：再吸収率、U：尿中薬物濃度、V：毎分の尿量）

117

この薬物は、血漿タンパク質に結合しないので、$f_p = 1$ として計算する。

$$[\text{GFR} \cdot 1 \cdot C\,(\mu g/\min) + Y\,(\mu g/\min)] \cdot [1 - R] = U \cdot V\,(\mu g/\min) \quad \cdots\cdots\cdots ①$$

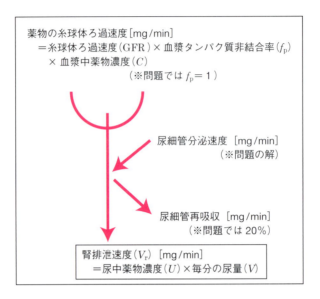

図5

式①に、問題中に与えられた数値を代入し、計算すると、

$$[20\,(\text{mL}/\min) \times 1 \times 10\,(\mu g/\text{mL}) + Y\,(\mu g/\min)] \times [1 - 0.2]$$
$$= 200\,(\mu g/\text{mL}) \times 2.0\,(\text{mL}/\min)$$
$$160\,(\mu g/\min) + 0.8Y\,(\mu g/\min) = 400\,(\mu g/\min)$$
$$\therefore\quad Y = 300\,(\mu g/\min)$$

解答　5

20 クレアチニンクリアランス（Cockcroft-Gault の式）

公式

$$CL_{cr} = \frac{(140 - Y) \cdot BW \cdot S}{72 \cdot C_{cr}}$$

CL_{cr}：クレアチニンクリアランス　　Y：年齢　　BW：体重
S：補正係数（S：男性は 1、女性は 0.85）　　C_{cr}：血清クレアチニン濃度

腎機能の指標とされるクレアチニンクリアランスは、糸球体ろ過機能を反映するとされているが、糸球体ろ過機能の低下に伴い尿細管機能も低下することが知られており、腎排泄全体の指標として利用されている。腎の薬物排泄速度はクレアチニンクリアランスに比例することから、腎排泄型薬物の投与設計では、血清クレアチニン濃度を測定し、Cockcroft-Gault の式から求めたクレアチニンクリアランス値を用いて補正が行われる。

例題

バンコマイシン塩酸塩（VMC）は、主に尿中に未変化体として排泄される。VMC の腎クリアランス（CL_r）はクレアチニンクリアランス（CL_{cr}）の約 60 〜 70% である。年齢 40 歳、体重 50 kg の女性で、血清クレアチニン濃度が 2.5 mg/dL である患者に、VMC の平均血中濃度が 20 µg/mL になるように、1 日の維持量を求めなさい。ただし、VMC の体内からの消失は 1-コンパートメントモデルに従い、分布容積（V_d）は 30 L、CL_r は CL_{cr} の 60% と仮定する。

解説

維持量 MD（Maintenance Dose）は、目標血中濃度を維持するために点滴静注 1 回当たりの投与量のことで、次式（①）が成り立つ。

MD＝目標血中濃度$C_{ss,mean}$ × 腎クリアランスCL_r　………①

式の右辺は、定常状態における血中からの消失速度（mg/day）であり、維持量（mg/day）と同じ値となる。つまり、投与間隔の間に消失する量を維持量として投与する（図1）。

119

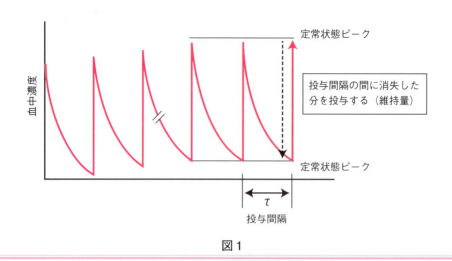

図 1

問題文より、CL_r はクレアチニンクリアランス CL_{cr} の 60% と考えるから、Cockcroft-Gault の式より CL_{cr} を求め、その 60% とする。

〈Cockcroft-Gaultの式〉

$$CL_{cr} = \frac{(140 - 年齢\ Y)\cdot 体重\ BW \cdot 補正係数\ S}{72 \cdot 血清クレアチニン濃度\ C_{cr}}$$

（S：男性は 1、女性は 0.85）

$$CL_{cr} = \frac{(140 - 40) \times 50 \times 0.85}{72 \times 2.5} = 23.6\ (\mathrm{mL/min})$$

$CL_r = 0.6 \times 23.6 = 14.2\ (\mathrm{mL/min})$

式①より、MD は、

MD = 20 (μg/mL) × 14.2 (mL/min) = 284 (μg/min) = 409 (mg/day)

解答 409 mg/day

20

クレアチニンクリアランス（Cockcroft-Gault の式）

練習問題 1

（第 90 回国試　問 158）

　腎から 100% 未変化体として排泄される薬物 A を、腎機能が正常な男性患者に対して 1 日当たり 120 mg を 2 回に分けて筋肉内注射（筋注）するとき、有効な治療効果を期待できる。下記の表に示す男性患者［Ⅰ］に薬物 A を投与する方法として、最も適切なものはどれか。クレアチニンクリアランス（CL_{cr}）は Cockcroft-Gault の式（1）で求まる。薬物 A は投与部位から速やかにすべてが吸収され、また、薬物 A の腎クリアランスは CL_{cr} に比例する。ただし、CL_{cr} の正常値を 100 mL/min とし、薬物 A の注射液はそれぞれ 10 mg、30 mg、60 mg 含有のアンプルが用意されているものとする。

患者［Ⅰ］のデータ

年齢	35
体重（kg）	80
血清クレアチニン濃度（mg/dL）	2.5

$$CL_{cr} \text{（mL/min）} = \frac{(140 - 年齢) \times 体重\text{（kg）}}{72 \times 血清クレアチニン濃度\text{（mg/dL）}} \quad \cdots\cdots (1)$$

1　10 mg を 1 日 2 回総計 20 mg を筋注
2　30 mg を 1 日 1 回総計 30 mg を筋注
3　10 mg × 2 を 1 日 2 回総計 40 mg を筋注
4　30 mg を 1 日 2 回総計 60 mg を筋注
5　60 mg を 1 日 2 回総計 120 mg を筋注

解説

　薬物 A は腎から 100% 未変化体として排泄されることから、薬物 A の体内からの消失は腎のみと判断できる。つまり、腎クリアランス CL_r が全身クリアランス CL_{tot} となる。また、本問題では、薬物 A を 1 日 2 回に分けて繰り返し筋肉内注射を行う。したがって、投与スケジュールは定常状態の平均血中濃度 C_{ss} と CL_{tot} を用いて次式①で考える。

$$\frac{F \times D}{\tau} = CL_{tot} \times C_{ss} = CL_r \times C_{ss} \quad \cdots\cdots ①$$

（F：バイオアベイラビリティ、D：投与量、τ：投与間隔）

　問題文より、薬物 A は投与部位から速やかに全てが吸収されることから、静脈内投与と同じと考え、$F = 1$ とすると、腎機能が正常な患者に対する 1 日当たりの投与量と

121

CL_r（CL_{cr} に比例する）の関係は、式①より次式で表すことができる。

$$\frac{1 \times 120\,(\mathrm{mg})}{24\,(\mathrm{day})} = r \times CL_r \times C_{ss} \qquad\qquad ※\ r = \frac{病態時\ CL_{cr}}{正常\ CL_{cr}}$$

ここで、患者［Ⅰ］のデータから、患者［Ⅰ］の CL_r を、問題に示された Cockcroft-Gault の式 (1) から求めると、

$$CL_{cr}\,(\mathrm{mL/min}) = \frac{(140-35) \times 80\,(\mathrm{kg})}{72 \times 2.5\,(\mathrm{mg/dL})} = 46.7\ \mathrm{mL/min}$$

となり、$r = 0.467$、つまり、CL_r は約2分の1に低下していることがわかる。

したがって、患者［Ⅰ］に対する薬物Aの投与量も半分にする必要があり、1日当たり60 mg を2回に分けて投与する（1回30 mg、1日2回）。

解答	4

練習問題 2

（第89回国試　問154）

患者の血漿クレアチニン濃度が 1.0 mg/dL、24 時間採取した尿の総量が 1.8 L、尿中クレアチニン濃度は 0.60 mg/mL であった。この患者のクレアチニンクリアランス（mL/min）に最も近い値は次のどれか。

　　1　75　　　2　100　　　3　120　　　4　160　　　5　200

解説

クレアチニンは、筋肉内で生合成される内因性物質であり、血漿タンパク質と結合せず、糸球体ろ過のみ（若干の尿細管分泌がある）により血漿から除去される。クレアチニンの腎クリアランス（クレアチニンクリアランス CL_{cr}）は腎機能の指標として利用される。

腎クリアランスは、腎排泄速度 V_r と血清中薬物濃度 C（ここでは血清クレアチニン濃度 C_{cr}）の間を取りもつ比例定数であり、次式①の関係となる。

$$V_r = CL_{cr} \times C_{cr} \quad \cdots\cdots\cdots ①$$

クレアチニンクリアランス（Cockcroft-Gault の式）

V_r は、尿中薬物濃度 U と毎分の尿量 V の積で求めることができるから、式①は、

$$U_{cr} \times V = CL_{cr} \times C_{cr}$$

となり、問題文中のそれぞれの値を代入して CL_{cr} を求めると、

$$CL_{cr} = \frac{U_{cr} \times V}{C_{cr}} = \frac{0.60\,(\mathrm{mg/mL}) \times 1.8\,(\mathrm{L/24hr})}{1.0\,(\mathrm{mg/dL})}$$

$$= \frac{0.60\,(\mathrm{mg/mL}) \times \dfrac{1.8 \times 1000}{24 \times 60}\,(\mathrm{mL/min})}{0.01\,(\mathrm{mg/mL})} = 75\,\mathrm{mL/min}$$

※単位に注意すること。

解答　1

21 薬物タンパク結合能の解析

公式

$$K = \frac{[P-D]}{[P_f]\cdot[D_f]}$$

K：結合定数　　[P_f]：薬物を結合していないタンパク質濃度
[D_f]：非結合形薬物濃度
[$P-D$]：結合形薬物濃度（＝薬物を結合したタンパク質濃度）

例題

ある薬物のタンパク質に対する結合定数を求める目的で平衡透析を行った。適当な容器中に透析膜を張り、この両側に 10 mL ずつ A 液及び B 液を入れた。A 液はタンパク質 0.6 mM、B 液は薬物 0.5 mM の水溶液である。一定温度で両液を十分長い時間撹拌した後、B 液の薬物濃度を測定したところ、0.2 mM であった。これから薬物の結合定数 K(mM^{-1}) を求めなさい。ただし、薬物のタンパク質に対する結合点の数は、タンパク質 1 分子当たり 1 とする。なお、実験の前後で、A、B 両液の容積および pH の変化はなく、また、薬物もタンパク質も容器や膜に結合せず、変性や分解もないものとする。

解説

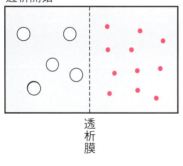
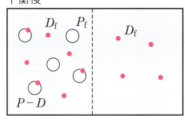

○：（遊離形タンパク質）　●：薬物　◐：結合形薬物または結合形タンパク質
[D_f] = 0.2 mM

図1

A液の総薬物濃度 $[P-D] + [D_f] = 0.5 - 0.2 = 0.3$ mM
したがって、
$[P-D] = 0.3 - 0.2 = 0.1$ mM
$[P_f] = 0.6 - 0.1 = 0.5$ mM

$$K = \frac{[P-D]}{[P_f] \cdot [D_f]} = \frac{0.1}{0.5 \times 0.2} = 1.0$$

解答 1.0（mM^{-1}）

練習問題 1 （第102回国試 問166）

ある薬物のアルブミンへの結合定数は 10 $(\mu mol/L)^{-1}$、結合部位数は2である。この薬物のアルブミン結合に関する Scatchard プロットを実線で表し、結合が競合的に阻害された場合を点線で表すとき、正しい図はどれか。1つ選べ。ただし、図中の r はアルブミン1分子あたりに結合している薬物の分子数を、$[D_f]$（$\mu mol/L$）は非結合形薬物濃度を示す。

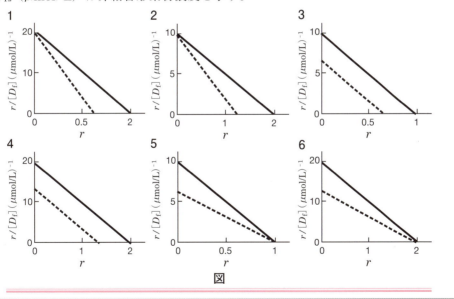

図

Scatchard プロットは図2のように示され、傾き（$-K$）、横軸切片（n）となる。（K：結合定数、n＝結合部位数）

Scatchard プロット

$$\frac{r}{[D_f]} = n \cdot K - r \cdot K$$

r：タンパク質1分子当たりに結合する薬物のモル数
K：タンパク結合定数、$[D_f]$：非タンパク結合形薬物濃度

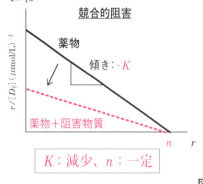
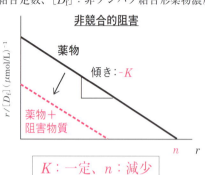

図2

今回は、アルブミンへの結合定数は $10\ (\mu mol/L)^{-1}$、結合部位数は2であるため、実線の傾き（$-K$）が-10で、横軸切片（n）が2である図を選択する必要がある。

$K = 10, n = 2$ である実線の図は、1, 4 または 6 となる。

次に、結合が競合的に阻害された場合、点線がどのようにシフトするかを考える。競合阻害の場合、K は減少、n は一定であることから、6 の図が正答となる。4 は非競合的阻害の図となる。

解答 6

練習問題 2

（第99回国試　問168）

下図は、薬物と血漿タンパク質との結合実験の結果から得られた両逆数プロットである。この薬物の血漿タンパク質に対する結合定数 K（$(\mu mol/L)^{-1}$）として最も近い値はどれか。1つ選べ。

ただし、図中の r は血漿タンパク質1分子あたりに結合している薬物の分子数を、$[D_f]$（$\mu mol/L$）は非結合形薬物濃度を示す。

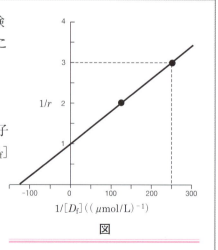

図

| 1 | 25 | 2 | 50 | 3 | 100 |
| 4 | 125 | 5 | 250 |

解説

両逆数プロット（図3）の縦軸切片は $1/n$ であり、傾きが $1/(n \cdot K)$ である。今回のグラフより、縦軸切片が $1/1$ となり $n = 1$ であることがわかる。グラフの傾きは、$1/(n \cdot K) = 2/250$ である。$n = 1$ を代入すると $1/K = 1/125$ となり、$K = 125$ となる。

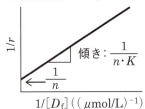

$$\frac{1}{r} = \frac{1}{n \cdot K} \cdot \frac{1}{[D_f]} + \frac{1}{n}$$

r：タンパク質1分子当たりに結合する薬物のモル数
K：タンパク結合定数
$[D_f]$：非タンパク結合形薬物濃度

図3

解答　4

22 総合練習問題

練習問題 1 （第103回国試 問173）

ある薬物 100 mg を被験者に急速静脈内投与した後に血中濃度及び尿中排泄量を測定したところ、未変化体の血中濃度時間曲線下面積（AUC）は 1.0 mg・hr/L、代謝物の尿中総排泄量は 20 mg（未変化体換算量）であった。一方、この薬物 200 mg を同一患者に経口投与したときの AUC は 0.8 mg・hr/L であった。この薬物の体内動態の説明として誤っているのはどれか。1つ選べ。

ただし、この薬物は肝代謝及び腎排泄でのみ消失し、代謝物は全て尿中に排泄されるものとする。また、体内動態は線形性を示し、肝血流速度は 80 L/hr とする。

1 生物学的利用率は 40％である。
2 全身クリアランスは 100 L/hr である。
3 静脈内投与後の未変化体の尿中排泄率は 80％である。
4 肝抽出率は 25％である。
5 経口投与された薬物のうち、門脈に移行する割合は 75％である

解説

1：正解

生物学的利用率（バイオアベイラビリティ）F の求め方は以下のとおり。

$$F = \frac{\dfrac{AUC_{po}}{D_{po}}}{\dfrac{AUC_{iv}}{D_{iv}}}$$

AUC_{po}：経口投与時の血中濃度時間曲線下面積、D_{po}：経口投与時の投与量
AUC_{iv}：急速静脈内投与時の血中濃度時間曲線下面積、D_{iv}：急速静脈内投与時の投与量

設問中、100 mg を被験者に急速静脈内投与時の血中濃度時間曲線下面積（AUC）は 1.0 mg・hr/L、200 mg を同一患者に経口投与したときの AUC は 0.8 mg・hr/L とあ

るので、これを代入する。

$$F = \cfrac{\cfrac{0.8 \ (\mathrm{mg \cdot hr/L})}{200 \ (\mathrm{mg})}}{\cfrac{1.0 \ (\mathrm{mg \cdot hr/L})}{100 \ (\mathrm{mg})}} = 0.4 = 40\%$$

2：正解

全身クリアランス（CL_tot）は以下の式で求めることができる。

$$CL_\mathrm{tot} = \frac{D_\mathrm{iv}}{\mathrm{AUC_{iv}}} = \frac{100 \ (\mathrm{mg})}{1.0 \ (\mathrm{mg \cdot hr/L})} = 100 \ \mathrm{L/hr}$$

3：正解

静脈内投与後の未変化体の尿中排泄率（A_e）は、100 mg を急速静脈内投与した後の代謝物の尿中総排泄量は 20 mg（未変化体換算量）であったことから、未変化体の尿中総排泄量は

100 mg － 20 mg ＝ 80 mg　となる。

未変化体の尿中排泄率は、投与量で未変化体の尿中排泄量を除したものであるから、

$$\frac{80 \ (\mathrm{mg})}{100 \ (\mathrm{mg})} = 0.8 = 80\% である。$$

4：正解

この薬物は肝代謝及び腎排泄でのみ消失するため、全身クリアランス（100 L/hr）から、肝クリアランス（CL_h）を求めるには、腎クリアランス以外のクリアランスを求めればよい。すなわち 1 － 尿中排泄率（A_e）が、肝クリアランスの割合となる。

$$CL_\mathrm{h} = CL_\mathrm{tot} \times (1 - A_\mathrm{e}) = 100 \ (\mathrm{L/hr}) \times (1 - 0.8) = 20 \ (\mathrm{L/hr})$$

肝血流速度（Q_h）は 80 L/hr であるので、肝抽出率（E_h）は

$$E_\mathrm{h} = \frac{CL_\mathrm{h}}{Q_\mathrm{h}} = \frac{20 \ (\mathrm{L/hr})}{80 \ (\mathrm{L/hr})} = 0.25 = 25\%$$

5：誤り

生物学的利用率（バイオアベイラビリティ）F は、以下の式で求められる。

$$F = F_\mathrm{a} \times F_\mathrm{g} \times F_\mathrm{h}$$

F_a：吸収されて消化管壁に入る割合

F_g：消化管上皮細胞で代謝・排泄を受けず門脈に移行する割合

F_h：肝臓で代謝・排泄を受けず、体循環に移行する割合
E_h：肝臓を1回通過した時に減少する割合（$F_h = 1 - E_h$）

選択肢1より、生物学的利用率（バイオアベイラビリティ）F は40％（0.4）、F_h は、$1 - E_h$ で求められるので、選択肢4より、E_h は25％（0.25）なので、$F_h = 1 - E_h = 1 - 0.25 = 0.75$ となる。

選択肢5の「経口投与された薬物のうち、門脈に移行する割合」は、$F_a \times F_g$ となる。すなわち

$$F_a \times F_g = \frac{F}{F_h} = \frac{F}{(1 - E_h)} = \frac{0.4}{(1 - 0.25)} = \frac{0.4}{0.75} \fallingdotseq 0.533$$

参考として、設問よりこの薬物は肝代謝及び腎排泄でのみ消失するため、F_g は、100％（1.0）となるため、吸収されて消化管壁に入る割合 F_a は、0.533 となる。

【別解】

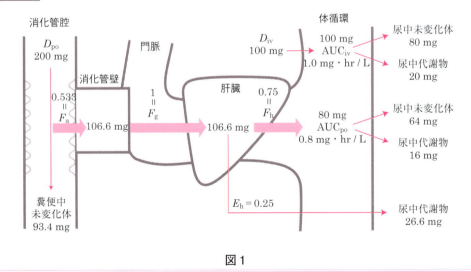

図1

生物学的利用率は40％であることから、経口投与された薬物200 mgのうち、体循環に移行する薬物は、200 mg × 0.4 = 80 mg となる。門脈から肝臓に入った後、肝臓で消失（今回は代謝）されないで、体循環に移行する割合（F_h）は、選択肢4の肝抽出率（E_h）から、

$F_h = 1 - E_h = 1 - 0.25 = 0.75$ となる。

したがって、門脈から肝臓に移行する薬物量は、

$$\begin{aligned}\text{門脈から肝臓に移行する薬物量} &= \frac{\text{体循環に移行する薬物量}}{\text{体循環に移行する割合}(F_h)} = \frac{80\,(\text{mg})}{0.75} \fallingdotseq 106.7\,(\text{mg})\end{aligned}$$

また、消化管壁で、代謝・消失を受けないので、$F_g = 1$

したがって、経口投与された薬物のうち、門脈に移行する割合は、

$$\frac{106.7\,(\text{mg})}{200\,(\text{mg})} = 0.53$$

解答 5

練習問題 2 （第 95 回国試　問 161）

ある薬物をヒトに静脈内投与及び経口投与したときのデータを以下に示す。

	静脈内投与	経口投与
投与量 (mg)	100	150
AUC(μg・min/mL)	90	60
消失速度定数 (min^{-1})	0.05	0.05
代謝物の尿中排泄量 (mg; 未変化体薬物相当量に換算)	75	130

この薬物の体内動態に関する記述の正誤について、正しい組合せはどれか。ただし、この薬物は肝代謝と腎排泄により消失し、代謝物は全て尿中に排泄される。また、体内動態は線形 1-コンパートメントモデルに従うものとする。

a．全身クリアランスは約 1.1 L/min である。
b．消化管吸収率は約 67％である。
c．バイオアベイラビリティは約 44％である。
d．分布容積は約 22 L である。

	a	b	c	d
1．	正	正	正	誤
2．	正	正	誤	誤
3．	正	誤	正	正
4．	誤	誤	正	正
5．	誤	正	誤	正

解説

a：正解

全身クリアランス（CL_{tot}）は以下の式で求めることができる。

$$CL_{tot} = \frac{D_{iv}}{AUC_{iv}} = \frac{100\,(\text{mg})}{90\,(\mu\text{g}\cdot\text{min}/\text{mL})} = \frac{100\,(\text{mg})}{90\,(\text{mg}\cdot\text{min}/\text{L})} = 1.1\,(\text{L}/\text{min})$$

b：誤り → cの次に解説

c：正解

表中に静脈内および経口投与時の投与量とAUCがわかることから、バイオアベイラビリティを次式で求める。

$$F = \frac{\dfrac{AUC_{po}}{D_{po}}}{\dfrac{AUC_{iv}}{D_{iv}}} = \frac{\dfrac{60\,(\mu\text{g}\cdot\text{min}/\text{mL})}{150\,(\text{mg})}}{\dfrac{90\,(\mu\text{g}\cdot\text{min}/\text{mL})}{100\,(\text{mg})}} \fallingdotseq 0.444 = 44.4\%$$

b：解説

次いで、下図の模式図から、記述bの消化管吸収率を求める。

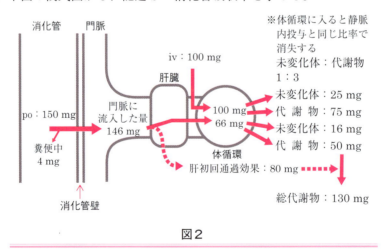

図2

代謝物はすべて、未変化体薬物相当量に換算して計算する。

経口投与時の代謝物の尿中排泄量は、消化管吸収後、肝初回通過効果（門脈から肝臓に移行して肝代謝された薬物量）と、体循環に移行してから肝代謝を受けた薬物量の和となる。

経口投与時の代謝物の尿中排泄量

　　＝肝初回通過効果による薬物量＋体循環に移行してから肝代謝を受けた薬物量

　体循環に移行してから肝代謝を受けた薬物量は、静脈内投与時の代謝物の尿中排泄量の割合より求めることができる。

　　静脈内投与時の代謝物の尿中排泄量の割合

　　＝静脈内投与時の代謝物の尿中排泄量／投与量＝$\dfrac{75 \text{ mg}}{100 \text{ mg}}$＝0.75

　選択肢 c より、バイオアベイラビリティが 44.4％なので経口投与時の体循環に移行した薬物量は 150 mg × 0.444 ≒ 66 mg となる。

　　経口投与時の体循環に移行してから肝代謝を受けた薬物量

　　＝経口投与時の体循環に移行した薬物量×体循環に移行してから肝代謝を受けた割合

　　＝ 66 mg × 0.75 ＝ 49.5 mg ≒ 50 mg

　したがって、

　　肝初回通過効果による薬物量

　　＝経口投与時の代謝物の総尿中排泄量－体循環に移行してから肝代謝を受けた薬物量

　　＝ 130 mg － 50 mg ＝ 80 mg

　経口投与されて、体循環に移行した薬物量が 66 mg、肝初回通過効果で消失した薬物量が 80 mg となるため、門脈から肝臓に移行した薬物量はその和となり、66 mg ＋ 80 mg ＝ 146 mg となる。設問から、この薬物は肝代謝と腎排泄により消失するため、消化管壁での代謝・消失はなく、吸収された薬物量が、肝臓に移行した量となることから、吸収された量は 146 mg、消化管吸収率は、

　　消化管吸収率＝$\dfrac{\text{吸収された量 146 (mg)}}{\text{投与量 150 (mg)}}$≒ 0.973 ＝ 97.3％

d：正解

　分布容積 V_d は、選択肢 a の全身クリアランス（CL_tot）及び表中の消失速度定数より求める。

$$V_\mathrm{d} = \frac{CL_\mathrm{tot}}{k_\mathrm{e}} = \frac{1.1 \text{ (L/min)}}{0.05 \text{ (min}^{-1}\text{)}} = 22 \text{ (L)}$$

解答　　3

わかりやすい薬物動態　計算問題の解き方

索　引

記号・数字

α相の傾き ·································· 74
β相の傾き ·································· 74
τ ···································· 55,62,66
1回目投与直後の初期血中濃度················· 55
1次速度式 ···································5
1次モーメント時間曲線下面積················· 85
2回目直前の濃度················· 55
2-コンパートメントモデル ·············· 74
5-HT$_3$受容体拮抗薬 ·············· 18

アルファベット順

A

AUC ································ 8,66,85
AUC$_{iv}$ ································ 24
AUMC ································ 85

C

$C_{1,max}$ ································ 55
$C_{1,min}$ ································ 55
C_{cr} ································ 119
C_{in} ································ 93
CL_b ································ 114
CL_{cr} ································ 119
CL_h ···················· 8,42,93,102
$CL_{int,h}$ ································ 102
CL_m ································ 114
CL_r ···················· 8,29,42,113
CL_{tot} ·············· 8,24,42,62,66,70
C_{max} ································ 36
Cockcroft-Gault ················· 120
C_{out} ································ 93
$C_{ss}(\overline{C_{ss}})$ ···················· 66,70
$C_{ss,max}$ ································ 55,62
$C_{ss,mean}$ ································ 62
$C_{ss,min}$ ································ 55

D

$[D_f]$ ································ 124
D_{iv} ································ 19
D_L ································ 62
D_r ································ 62
dX_u/dt ································ 29

E

E_g ································ 48
eGFR ································ 12,13
E_h ···················· 27,48,93,102

F

F ···························· 8,36,66,79
F_a ································ 28,48
F_g ································ 28,48
F_h ································ 27,48
f_p ································ 26,102

G

GFR ································ 26,115

K

K ································ 124
k_0 ································ 70
k_a ································ 36,85
k_e ········ 2,8,15,24,29,36,42,55,85
k_m ································ 29,42
K_m ································ 79
k_u ································ 29,42

M

MAT ································ 85
MD（Maintenance Dose） ··········· 119
MIC ································ 64
Michaelis-Menten式 ················· 83
Michaelis定数 ················· 79,83

MRT	85
MRT_{iv}	85
MRT_{po}	85

P

$[P-D]$	124
$[P_t]$	124

Q

Q	93,102
Q_h	27

R

R	55,62

S

Scatchardプロット	125

T

$t_{1/2}$	15,36
TDM	21
t_{max}	36

U

U	113

V

V	113
V_d	8,19,24,62
V_{max}	79
V_r	113

W

Well-stirred model	102,105,108

X

X_m	42

五十音順

あ

アミノフィリン	71
アミノフィリン注射液	19
アルベカシン硫酸塩	20

い

維持投与量	62
維持量	119
イマチニブメシル酸塩	68

か

肝アベイラビリティ	27,48
肝クリアランス	8,42,93,102
肝血流速度	27,93,102
肝血流量	27
肝固有クリアランス	102
肝初回通過効果	133
肝代謝クリアランス	114
肝抽出率	27,48,93,102,128
肝流出血液中薬物濃度	93
肝流入血液中薬物濃度	93

き

吸収速度定数	36,85
急速静注	19
急速静脈内投与後の平均滞留時間	85

く

クレアチニンクリアランス	42,46,110,119

け

経口投与後の平均滞留時間	85
結合形薬物濃度	124
結合定数	124
血漿タンパク結合率	103
血漿タンパク非結合率	26,115
血清アルブミン	64
血清クレアチニン	20
血清クレアチニン値	12,64
血清クレアチニン濃度	119
血中アルブミン濃度	25
血中濃度時間曲線下面積	8,85
血流律速型薬物	105

こ

固有クリアランス律速型薬物	105
コンパートメント解析	88

さ

最高血中濃度	36
最高血中濃度到達時間	36
最小発育阻止濃度	64
最大消失速度	79
残差法	38,40,41

し

糸球体ろ過	113
糸球体ろ過速度	26,115
ジゴキシン	66
シスプラチン	76
自然対数	3
消化管吸収率	131,133
消化管(粘膜)透過率	28,48
消失相(β相)	74
消失相の消失速度定数	75
消失速度定数	2,8,15,24,29,36,42,55,85
消失半減期	15,36
小腸アベイラビリティ	28,48
小腸抽出率	48
静脈内投与時の血中濃度曲線下面積	24
静脈内投与量	19
常用対数	3
初回通過効果	96,97,99
腎クリアランス	8,29,42,113
腎排泄速度	29
腎排泄速度定数	29

せ

生物学的利用率	128,130
セフェピム	42
全身クリアランス	8,24,42,62,66,70,128,131
全身循環血	28

た

台形近似法	24
代謝速度定数	29,42
代謝物量	42
体循環コンパートメント	42
単位時間当たりの尿量	113
胆汁排泄クリアランス	114

ち

蓄積率	55,62
中央(体循環)コンパートメント	74,78
直線の傾き	4

て

テイコプラニン	77
定常状態最高血中濃度	55,58,62
定常状態最低血中濃度	55,58
定常状態における血中濃度	70
定常状態(の)平均血中濃度	59,62,66
テオフィリン	19
テガフール・ギメラシル・オテラシルカリウム配合剤	76
点滴速度	70

と

投与間隔	55,62,66
トラフ値	21,68

に

ニザチジン	12
尿細管再吸収	113
尿細管分泌	113
尿中排泄速度	113
尿中薬物濃度	113

の

ノモグラム	13

は

バイオアベイラビリティ	8,36,66,79,130,131
排泄速度定数	42
初濃度	24
パラメータ	8,67
パロノセトロン塩酸塩	17
バンコマイシン(塩酸塩)	6,64,77

ひ

ピーク値	21
非結合形薬物濃度	124
非結合形薬物分率	102

ふ

フェニトイン	80,82
負荷投与量	62
負荷量	19

索引

分布相（α相）……………………………… 74
分布相の消失速度定数……………………… 75
分布容積……………………… 8,19,24,62,131

へ

平均吸収時間………………………………… 85
平均滞留時間………………………………… 85
平衡透析……………………………………… 124
片対数グラフ………………………………72,76

ま

末梢コンパートメント……………………74,78

み

ミカエリス定数……………………………… 82
ミカエリス-メンテン式 ……………………79,80
未変化体尿中排泄率………………………… 27

め

メトプロロール……………………………… 100

も

モーメント解析……………………………… 88
モーメント解析法…………………………… 85

や

薬物動態パラメータ………………………… 77
薬物を結合したタンパク質濃度……………… 124
薬物を結合していないタンパク質濃度……… 124

り

リドカイン…………………………………… 70
両逆数プロット……………………………… 127

わかりやすい 薬物動態計算問題の解き方

2019 年 3 月 28 日　初版第 1 刷発行　　　　　　　　　　定価 2,500 円（税別）

監修＝丸山　一雄
編集＝中瀬　朋夏

発行所　有限会社　ネオメディカル

　　　　神奈川県厚木市鳶尾 5-18-14
　　　　TEL・046 - 242 - 2096　FAX・046 - 230 - 1001
印刷・製本　アイユー印刷株式会社

落丁・乱丁はお取り替え致します。　　　　　　　　　　　ISBN 978-4-904634-27-1